Maria L. Schasteen

Schlafstörungen

Besser schlafen
und erholt aufwachen
mit Duftmedizin

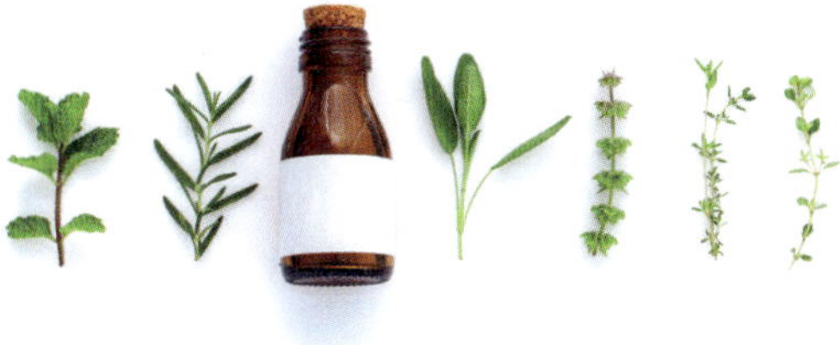

Crotona

Es ist natürlich selbstverständlich, dass bei ernsthaften Erkrankungen ärztliche Hilfe unumgänglich ist. In einem solchen Fall kann eine Selbstbehandlung sogar lebensgefährlich werden.
Was hier gesagt und geraten wird, soll also keinesfalls den Arzt oder Heilpraktiker ersetzen, sondern es will vielmehr das Allgemeinwissen und den Wert natürlicher Heilkräfte erweitern, damit man sich bei Bedarf mit einfachen, natürlichen Mitteln selbst helfen kann.
Die Autorin und der Verlag können jedoch keine Haftung für Folgen aus dem richtigen oder unrichtigen Gebrauch der hier dargestellten Methoden und Rezepte übernehmen.

Das Einnehmen von nicht als *Nahrungsergänzung* gekennzeichneten ätherischen Ölen ist in der EU verboten.

Impressum

ISBN 978-3-86191-135-7
Deutsche Originalausgabe:
2. Auflage 2025

Kammer 11, D-83123 Amerang
www.crotona.de
Kontakt: kontakt@crotona.de

Fotos: shutterstock.com

Umschlaggestaltung: Annette Wagner
Herstellung: Ren Medien GmbH, Filderstadt
Printed in Czech Republic

Inhalt

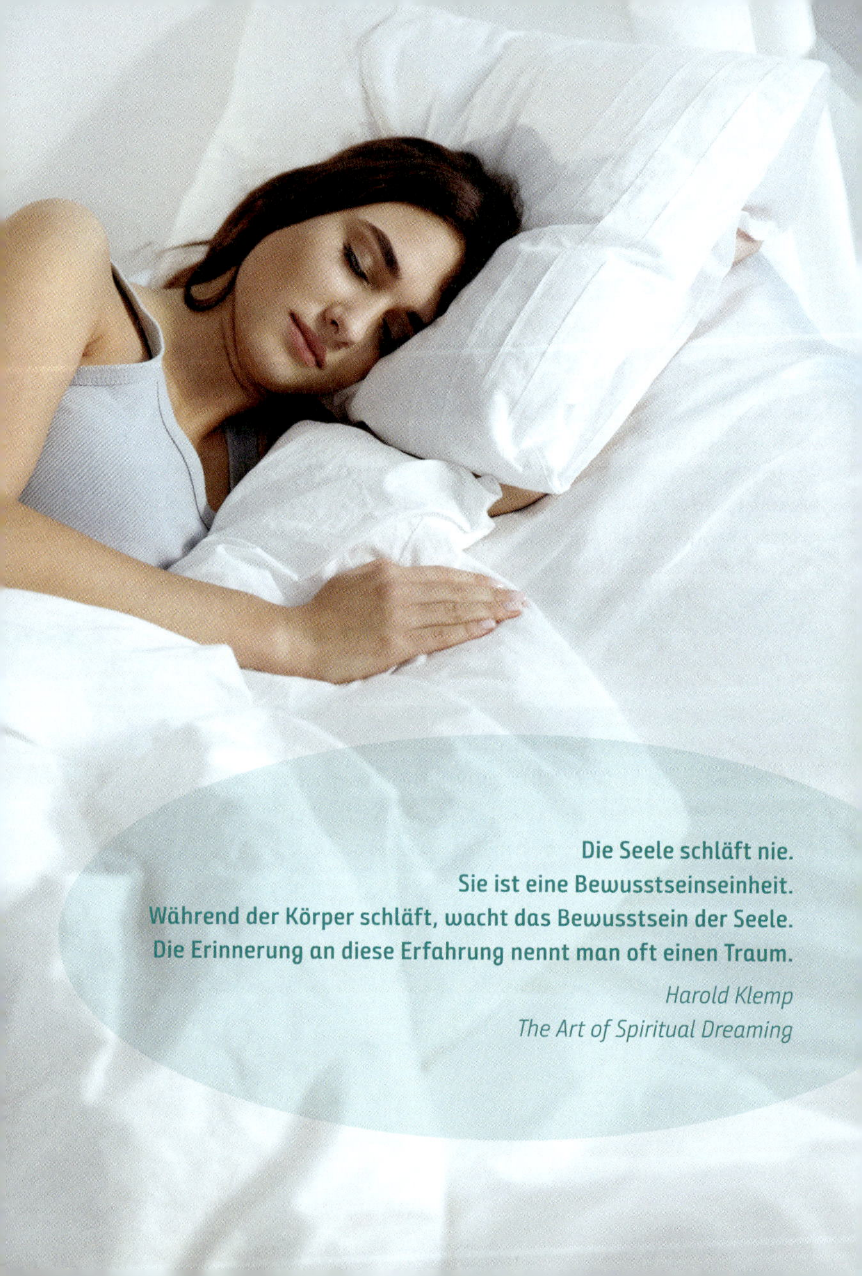

**Die Seele schläft nie.
Sie ist eine Bewusstseinseinheit.
Während der Körper schläft, wacht das Bewusstsein der Seele.
Die Erinnerung an diese Erfahrung nennt man oft einen Traum.**

Harold Klemp
The Art of Spiritual Dreaming

Gesunder Schlaf ist lebensnotwendig

Schlaf ist eine Himmelsgabe

Der Wecker schrillt!

Der Alarm geht los. Du fährst hoch, schlägst schlaftrunken auf den Wecker ein, fällst zurück in den Schlaf, der dich in seinem eisernen Griff hält. Plötzlich schreckst du auf. Du hast verschlafen! Jetzt springst du aus dem Bett, läufst ins Badezimmer, rennst ohne Frühstück aus dem Haus. Du bist gereizt. Der Kopf schmerzt. Die Umgebung hängt wie ein weißer Schleier über deinen Augen. Du kannst nicht klar denken, und die Augen fallen immer wieder zu …

Laut Statista 2020 können bis zu 40% der Erwachsenen nur davon träumen, frisch und munter aufzuwachen und voller Lebensfreude aus dem Bett zu springen. Lebenszyklen, Hormonumstellungen, psychische Probleme und Erkrankungen erschweren oft einen gesunden Schlaf.

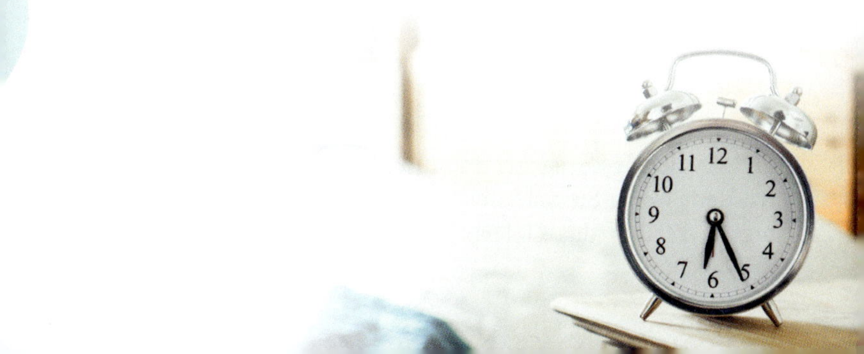

Ich kann nicht schlafen!

Man liegt mit bleiernen Augenlidern wach. Gedanken drehen sich gebetsmühlenartig im Kopf. Lichtschatten huschen von draußen über die Zimmerdecke und zeichnen Schreckgespenster an die Wand. Das beklommene Herz schlägt unregelmäßig. Man dreht sich von einer Seite auf die andere und hofft auf den erlösenden Schlaf, der nicht kommen will. Man erinnert sich daran, Schäfchen zu zählen und sieht besorgt das erste Morgenlicht dämmern. Wieder beginnt ein neuer Tag voller Müdigkeit, Gereiztheit und Unaufmerksamkeit mit den damit verbundenen Gefahren im Straßenverkehr, bei der Arbeit und zu Hause.

Schlafentzug und seine Folgen

Schlafentzug steht in Zusammenhang mit „Autounfällen, Beziehungsproblemen, schlechter Arbeitsleistung, arbeitsbedingten Verletzungen, Gedächtnisproblemen und Stimmungsstörungen. Neuere Studien legen auch nahe, dass Schlafstörungen zu Herzerkrankungen, Fettleibigkeit und Diabetes führen können."[1]

Wie Schlaf dich zu einem besseren Menschen macht

Auch die Schlafenden verrichten Arbeit
und wirken mit an dem, was im Weltall geschieht.

Heraklit von Ephesos

„Das Wichtigste ist zu erkennen, dass Sie nur dann besser werden, wenn Sie schlafen", sagt Dr. Kirk Parsley. Man lernt tagsüber, aber das Gelernte wird nicht im Langzeitgedächtnis gefestigt und vertieft und mit anderen Erinnerungen und Emotionen verknüpft, bis man geschlafen hat.[2]

Schlaf für den physischen Körper:

- Im Schlaf erneuern sich die Zellen, Wunden heilen über Nacht.
- Unsere Energiespeicher werden aufgefüllt.
- Schädliche Umweltgifte werden abgebaut.
- Wichtige Körperfunktionen – wie hormonelle Veränderungen beim Wachstum im Kindesalter sowie in der Jugend – werden im Schlaf geregelt.

Schlaf für den Emotionalkörper:

- Angespannte Gefühle finden Erholung im Schlaf.
- Emotionen werden in Träumen ausgearbeitet.
- Wenn wir eine Nacht „darüber geschlafen haben", kann die Welt schon viel rosiger aussehen.
- Oft finden wir neuen Lebensmut und die Kraft weiterzumachen in einem erholsamen Schlaf.

Schlaf für den Mentalkörper:

- Die Erlebnisse des Tages werden aufgearbeitet, in unserer „Gedächtnisbibliothek" katalogisiert und dadurch für den schnellen Zugriff am nächsten Tag verfügbar gemacht.
- Wir können uns Gelerntes besser und es in Prüfungssituationen leichter wiedergeben.
- Mentaler Stress wird im Schlaf abgebaut.
- Beim Erwachen fühlt sich der Geist erneuert und zu neuen Taten angespornt.

Schlaf für die innere Ausgeglichenheit:

- Die Erlebnisse des Tages werden beleuchtet.
- Neue Erkenntnisse können durch Träume ins Licht gerückt werden.
- Scheinbar unlösbare Probleme können im Schlaf aus der Sicht der Seele ganz einfach gelöst werden.
- Im Schlaf sind wir offener für Erkenntnisse, die wir im Wachzustand vielleicht ausblenden würden.

Dabei ist es gleichgültig, ob du sieben oder neun Stunden schläfst. Das Entscheidende ist das Eintauchen in die wichtige **Tiefschlafphase**, sagen Experten. Darüber wollen wir in diesem Ratgeber ausführlich berichten und aufzeigen, wie ätherische Öle uns dabei gezielt helfen können. Doch zuerst widmen wir uns der Frage:

Warum alle Lebewesen schlafen?

Nicht nur Menschen und Tiere, auch Pflanzen und Steine schlafen. Es scheint, dass alles Leben, das Bewusstheit in sich trägt, schläft, um sich zu regenerieren.[3]

Jeden Tag erleben wir neue Herausforderungen. Unser Nervensystem ist tagsüber oft in höchster Alarmbereitschaft. Stress peitscht uns durch den Tag, schüttet gefährlichen Zucker im Körper aus und schädigt dadurch das Immunsystem.

Stress macht krank.
Der einzige Ausgleich zur Hektik
des Tages ist der *tiefe Schlaf.*

Die Tiefschlafphase ist entscheidend!

In der **Tiefschlafphase** repariert der Körper alle seine Systeme. Das ist die Zeit, wenn das Gehirn am wenigsten arbeitet, während das Immunsystem hochaktiv ist. Es müssen Bakterien, Viren und Parasiten unschädlich gemacht werden. Verletztes Gewebe wird repariert. Giftstoffe im Gehirn werden ausgespült; und all das Gelernte des Tages wird gesichert, verankert und kategorisiert, damit wir am nächsten Tag einerseits emotional damit umgehen und andererseits das Gelernte mental abrufen können. Wie vom Winde verwehte Träume weben sich in unser Wachbewusstsein und lassen erahnen, dass wir nachts „aktiv" gewesen sind. Träume wollen uns für einen neuen Tag rüsten und sagen manchmal sogar unsere Zukunft voraus.

All das und mehr geschieht im Schlaf.

Wer die Tiefschlafphase sowie Traumphasen im gesunden Schlafzyklus nicht erreicht, dessen Körpersysteme werden nicht repariert, die emotionalen und geistigen Erlebnisse des Tages werden nicht aufgearbeitet und man leidet körperlich, emotional und mental.

Wer unter Schlafstörungen leidet ...

Schlafstörungen, und ganz besonders das Nichterreichen der Tiefschlafphase, hat tiefgreifende negative Auswirkungen auf den Menschen. Schlafdefizite machen krank, weil der Körper sich nicht regenerieren kann. Bereits nach einer einzigen Nacht, wo man **neunzig Minuten weniger** als normal schläft, kann die Aufmerksamkeit und Belastbarkeit um 32% reduziert sein, sagt Aromatologin Shannon Hudson in einem Vortrag über Schlaf. Man fühlt:

- Bleierne Müdigkeit
- Verminderte Wachsamkeit
- Kognitive Beeinträchtigung
- Erhöhten Stress
- Gereiztheit
- Gesteigerten Appetit – oder
- Appetitlosigkeit und mehr

Schlafstörungen können viele verschiedene Ursachen aufweisen, wie wir noch sehen werden, und unbehandelt können diese Schlafstörungen langfristige Auswirkungen auf unsere Gesundheit haben:

- Bluthochdruck
- Herzprobleme
- Schlaganfall
- Depression
- Fettleibigkeit
- Frühzeitiges Altern und mehr

„Es wäre wohl zu einfach, mit einem einfachen Mittel aus der Natur – ätherischen Ölen – die noch dazu lieblich duften und ganz einfach anzuwenden sind, Schlafprobleme lösen zu wollen", könntest du vielleicht denken. „Duftmedizin" – gibt es so etwas überhaupt? Probiere die folgenden Gute-Nacht-Öle aus und lasse dich von ihren Wirkungen selbst überzeugen.

Ätherische Öle, die den gesunden Schlaf unterstützen

Es ist besonders der Duft der ätherischen Öle, der Reaktionen im Gehirn auslöst, um den Körper zur Ruhe zu bringen, den Sinnen Frieden und Geborgenheit einzuflößen, die Gedanken in ruhiges Fahrwasser zu lenken und einen guten Schlaf herbeizuführen.

Die Öle werden eingeatmet (Ölfläschchen, Aroma-Diffuser, Raumspray) oder eingerieben. Als Nahrungsergänzung gekennzeichnete ätherische Öle können auch, etwa als Tee, eingenommen werden.

Hier sind ein paar duftende Boten der Natur angeführt, die dich unterstützen wollen:

Der Duft des Friedens: Das sanfte Aroma der ätherischen Öle von **Mandarine** und **Orange, Ylang Ylang, Patschuli, deutscher Kamille, Vetiver, Cistus, Bergamotte, Cassia** oder **Fichte** verströmen, jedes für sich genommen oder in einer Mischung vereint, einen zutiefst entspannenden, beruhigenden und friedlichen Duft.

Lavendelöl ist eines der bekanntesten ätherischen Öle für gesunden Schlaf. Besonders beliebt für das Anheben der Stimmung und den Abbau von Angst und Stress, sorgt das Lavendelöl dafür, dass der Schlaf kommen kann. Für eine entspannende und beruhigende Wirkung kann das Öl im Schlafzimmer vernebelt und eingeatmet oder auf die Bettwäsche gesprüht werden. Das erzeugt eine gute Atmosphäre im Raum. Ein paar Tropfen im abendlichen Bad entspannen und beruhigen die Gedanken. Zusätzlich ist das Lavendelöl ein beliebter Bestandteil der abendlichen Schönheitspflege, da das Öl ideal für die Haut ist.

Zedernholz hat ein süß warmes, holziges Aroma, das eine erdende Umgebung schafft, wenn das Öl im Raum vernebelt oder zum Massageöl hinzugefügt wird. Zusätzlich kann mit dem ätherischen Öl von Zedernholz Gesichtswasser, Nachtcreme oder Haarwasser und jedes andere natürliche Schönheitsprodukt aufgewertet werden. Das erdende Aroma von Zedernholz mit scinen besonderen Wirkstoffen glättet die Haut und gibt dem Haar einen schimmernden Glanz.

TIPP:

Bitte verwende reine ätherische Öle nicht in Verbindung mit synthetischen Pflegeprodukten. Sie würden die chemischen Giftstoffe in den herkömmlichen Schönheitsprodukten „bekämpfen", was du auf deiner Haut nicht willst.

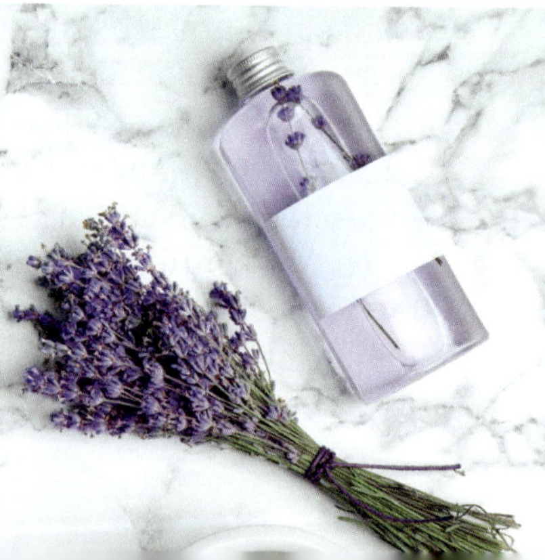

Weihrauch, mit seinem samtweichen, erdenden Duft, hebt Herz und Gedanken in himmlische Höhen. Seit Menschengedenken als „Allheilmittel“ gegen die Unbill des Lebens verehrt und verwendet, sollte Weihrauchöl auch heute im hektischen Leben unserer Zeit nicht fehlen.

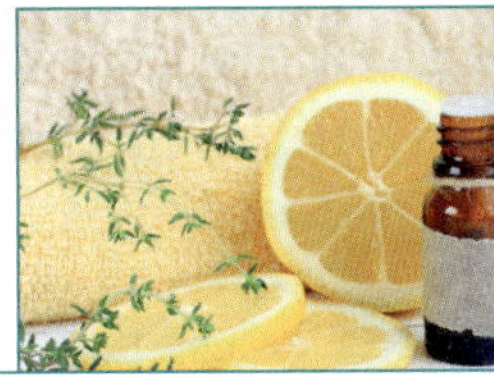

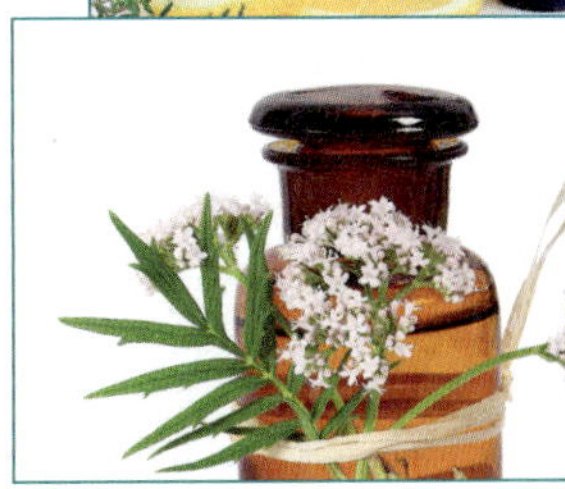

Baldrian fördert ein tiefes Gefühl der Entspannung und inneren Ruhe. Die Gedanken werden still, und der Duft hüllt uns wie in eine wohlige Decke ein, damit der Körper entspannen und einschlafen kann. Trotz des für manche Menschen „gewöhnungsbedürftigen“ Geruchs – Katzen lieben Baldrian! – ist es ein althergebrachtes Hausmittel für guten Schlaf.

Kinder lieben eine entspannende Mischung aus ätherischen Ölen wie etwa **Lavendel, Geranie, Römischer Kamille, Mandarine, Bergamotte, Weihrauch, Baldrian** und anderen beruhigenden Ölen, um von den Eindrücken und Erlebnissen eines spannenden Tages friedlich in einen erholsamen Schlaf zu sinken.

Zitrusöle: Ätherische Öle wie **Orange** und **Zitrone** sind dafür bekannt, das Zellgewebe zu regenerieren. Sie enthalten einen hohen Anteil des starken Antioxidans d-Limonen, das ein wichtiger Marker für die Bioaktivität eines Öls ist. Die Bioaktivstoffe ätherischer Öle sind natürliche Verbindungen, die die gesunde Funktion unserer Körpersysteme fördern.

Die **Süßorange** ist ein stimmungsaufhellendes ätherisches Öl mit einem Anti-Angst-Effekt, um zu helfen, wenn Existenzangst, Verwirrung und Depression den Schlaf erschweren oder gar unmöglich machen.

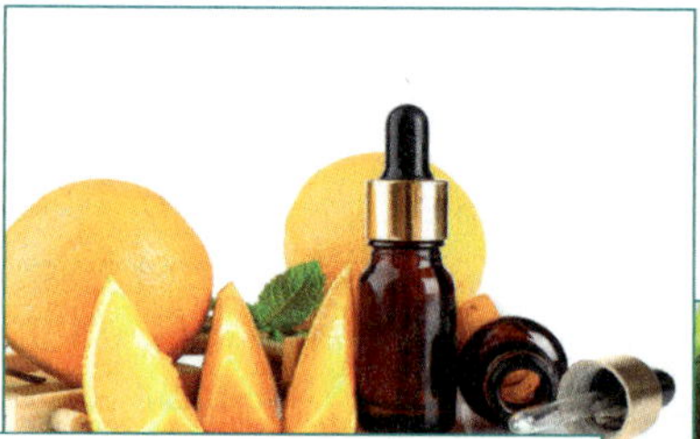

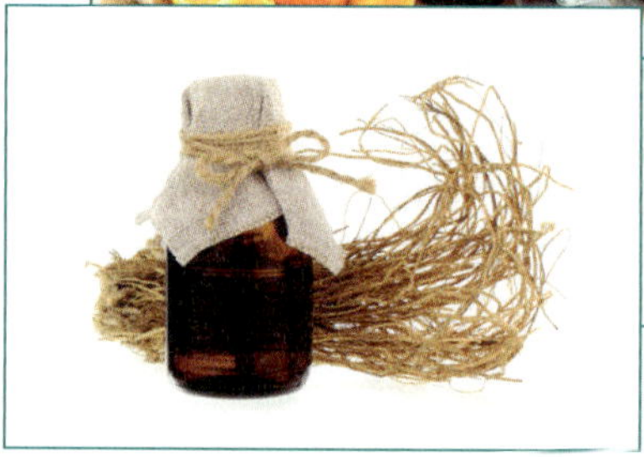

Das ätherische **Mandarinenöl** hat einen lieblichen und zutiefst beruhigenden Duft. Zudem unterstützt es die Aufrechterhaltung des normalen Cholesterinspiegels. Alle Zitrusöle unterstützen eine normale Verdauung, eine gesunde Immunfunktion, normale Gehirnfunktionen, ein gesundes Herz-Kreislauf-System und vieles mehr.

Vetiver mit seinem reichhaltigen und exotischen Aroma hilft, zerstreute Gedanken zu beruhigen und zu sammeln. Dieses ätherische Öl ist eine gute Wahl für die Verwendung eines Schlafsprays oder im Aroma-Diffuser im Schlafzimmer.

Römische Kamille beruhigt sowohl das Verdauungssystem als auch das Nervensystem. Wenn Angst und Nervosität uns vom Schlaf abhalten wollen, dann ist das Kamillenöl im Gute-Nacht-Tee oder im Aroma-Diffuser ein wunderbares Mittel, den Schlaf einzuladen.

Auch **Ylang Ylang** ist ein ausgleichendes ätherisches Öl, das mit seinen hormonähnlichen Wirkungen beruhigend und stressabbauend wirkt und die Ausschüttung von Schlafhormonen (Melatonin) fördert.

Die **Balsamtanne** ist zur Stressreduktion am Abend ein beliebtes ätherisches Öl. Sein holziges und weihnachtlich duftendes Christbaum-Aroma schafft eine entspannende Atmosphäre und bringt oft friedliche Erinnerungen an glückliche Kindertage in unser Herz zurück. Sein Duft erdet und beruhigt und wird gerne abends im Aroma-Diffuser vernebelt.

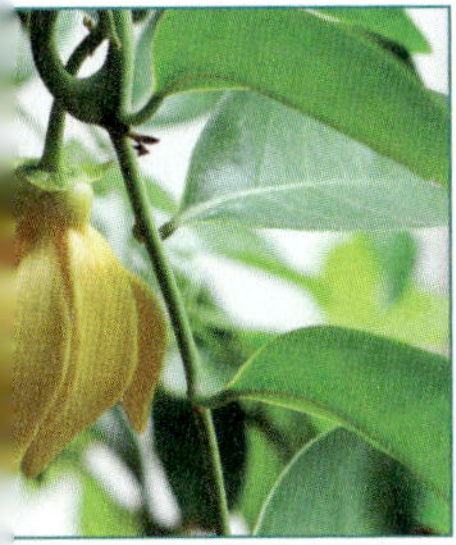

Das sind nur einige der beliebtesten ätherischen Öle, die abends bevorzugt eingeatmet werden, um Frieden, Ruhe und innere Einkehr zu unterstützen und uns auf den Schlaf vorzubereiten.

Aber wie bewerkstelligen Düfte, was unser eiserner Wille, unsere strikte Disziplin und unsere starke Gedankenwelt nur schwer oder gar nicht zuwege bringen – nämlich friedlich einzuschlafen? Darüber sprechen wir im Folgenden.

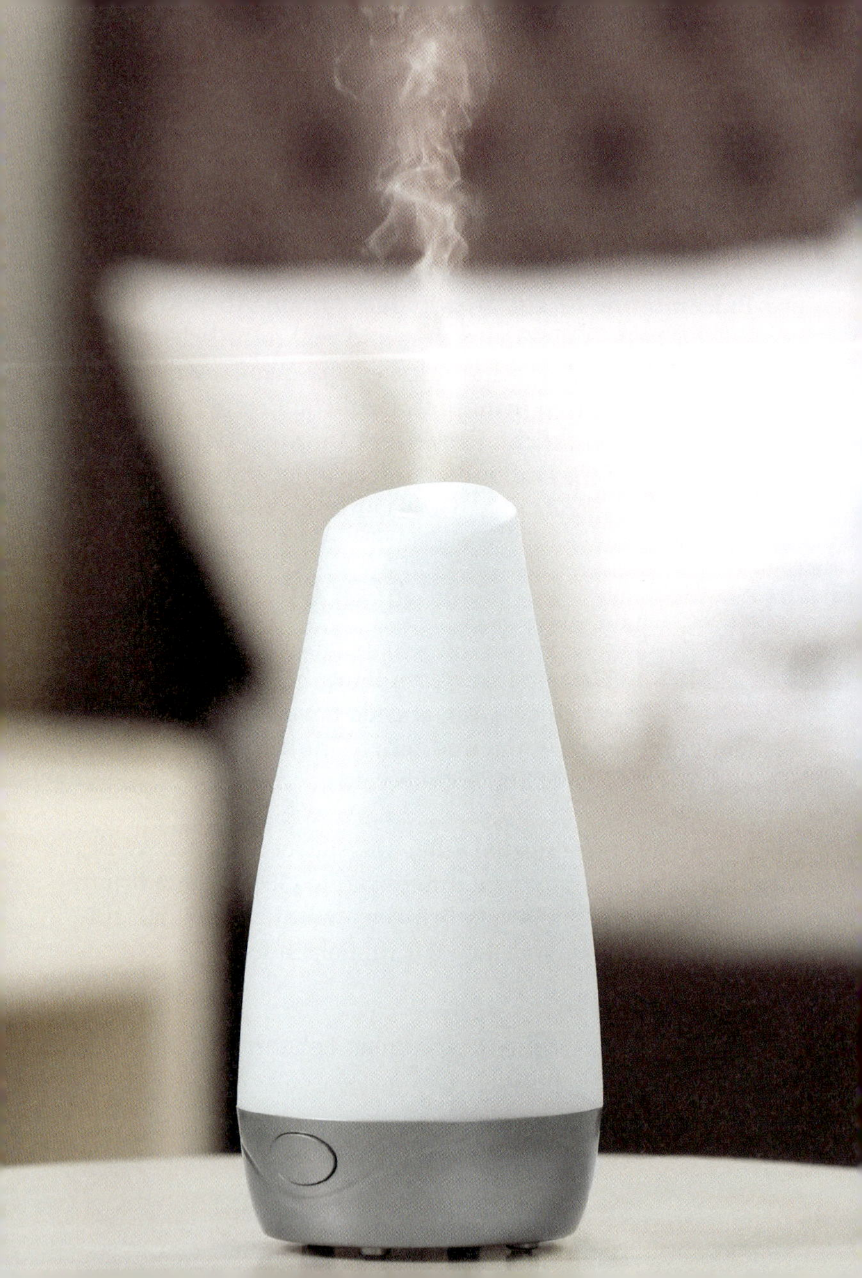

Wie helfen ätherische Öle beim Schlafen?

Der Sitz der Gefühle

Hochwirksame ätherische Öle wirken im limbischen System des Gehirns, wo unsere Erinnerungen und Gefühle beheimatet sind. Nichts, was wir jemals erlebt haben, ist vergessen. Oft stürzen sich die Schatten der Vergangenheit wie ein Albtraum auf uns, getriggert etwa im alltäglichen Leben durch ein unbedachtes Wort von außen oder durch Erlebnisse, die die Vergangenheit kristallklar wachrufen.

Wir können uns oftmals dagegen nicht wehren, kein Abwehrsystem gegen unliebsame Erinnerungen aufstellen. Doch ätherische Öle umgehen die Wächter des Verstandes, die Denkzentrale des Gehirns, und wirken beruhigend und ausgleichend – direkt und ungehindert – auf unsere Gefühle ein. Ätherische Öle sind autonom. Sie hängen nicht von unseren Gedanken und unserer mentalen Zustimmung ab, um ihre hilfreichen Wirkungen zu entfalten. Darum sind sie auch so wirksam.

Warum begleiten uns negative Erinnerungen viel stärker durch unser Leben?

Wir merken vielleicht, dass weitaus häufiger negative Erinnerungen aus tiefen Abgründen aufbrechen und wie ein Blitz über uns hereinbrechen. Erlebnisse, die wir gerne für immer

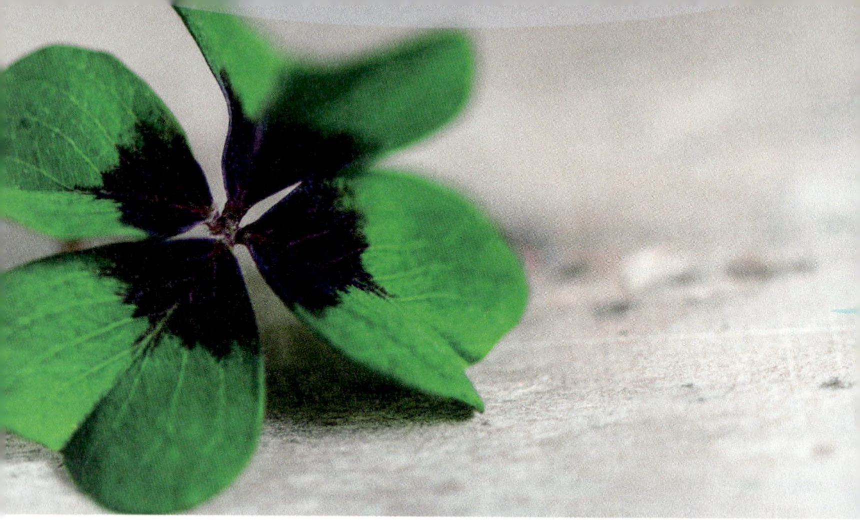

vergessen hätten. Oft sind es Szenen aus der Vergangenheit, die wir längst als „aufgearbeitet" wähnten, doch wir müssen feststellen, dass die negativen Gefühle immer noch in uns wach und lebendig sind und uns den Schlaf rauben.

Der Grund dafür, warum wir häufiger an negative Gefühle erinnert werden, die unsere Emotionen aufwühlen, liegt in der Tatsache, dass das Negative – Furcht, Schrecken, Terror, Todesangst etc. – viel stärker in jeder unserer 100 Billionen Zellen verankert ist als die flüchtigen Momente des Glücks und der Freude, die – einmal erlebt – wie ein vager, leiser Hauch in die Ferne entgleiten. Auch wenn man noch so gerne an einer Erinnerung des Glücks festhalten möchte, wird man bemerken, dass diese erhabenen Momente wie ein Nebelhauch in verblassende Bilder entschwinden.

Glück muss täglich neu erworben werden, um es zu besitzen. Dazu hilft uns unsere, von Gott gegebene, Fähigkeit der **Vorstellungskraft**.

Die kreative Vorstellungskraft gibt uns die Möglichkeit, unsere Träume zu verwirklichen.

Harold Klemp, The Awakening Soul

Die Vorstellungskraft ist ein inneres Sehen mit allen Sinnen – besonders auch mit Düften!

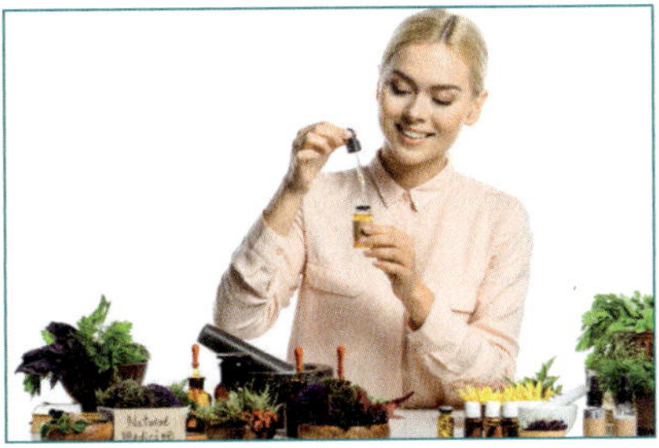

Doch Düfte können auch negativ besetzt sein. Diese mit Angst oder Abscheu verknüpften Gerüche „zementieren" Erlebnisse in unsere Gefühle ein und machen sie dadurch sozusagen „haltbar", abrufbar, jederzeit verfügbar, wenn sie getriggert werden.

Da kommen uns transformierende ätherische Öle besonders eindrucksvoll zu Hilfe. Riechen wir wiederholt daran, das heißt, arbeiten wir mit ihnen, dann haben sie die Gelegenheit, negative Erinnerungen zu neutralisieren. Sie entziehen den Gefühlen mit ihren lieblichen Schwingungen die negative Energie und heben Herz und Geist auf ihre eigene, höhere Schwingungsebene an.

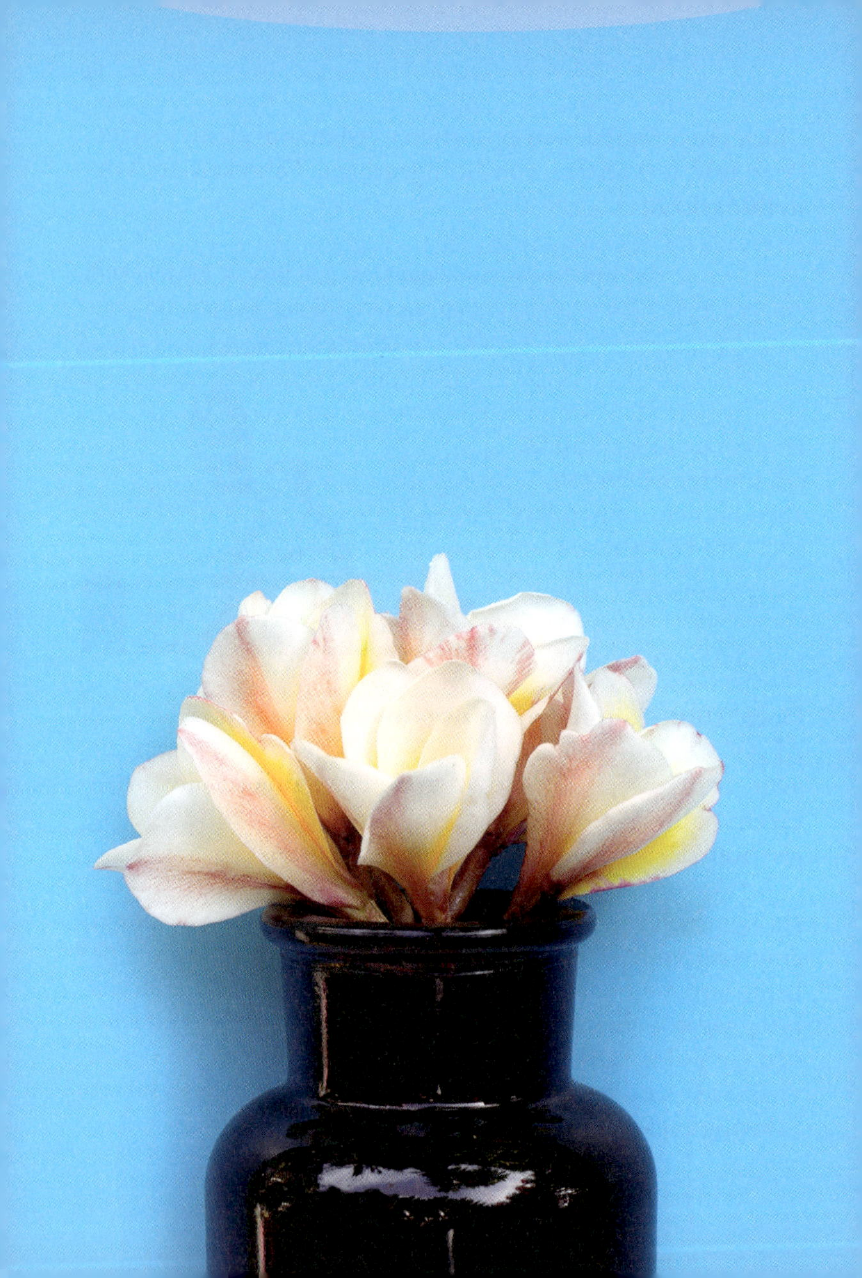

Wie der Ausgleich verletzter, negativer Gefühle gelingt

Ätherische Öle erkennen im Erinnerungszentrum des Gehirns **disharmonische Schwingungen**, die durch Stress, emotionale Belastung, Kränkungen, Angst oder Traumata uns nachts oft wachliegen lassen. Ihr reiner Duft ist wie der Resonanzkörper einer Geige, der einen Ton in liebliche Schwingung versetzt und mit seiner singenden Harmonie ein gebrochenes Herz – unsere negativen Gefühle – erreicht.

Langsam und behutsam bringen reine Naturdüfte die niederen Gefühle auf eine höhere Schwingungsebene. Es ist, als würde mit dem Einatmen eines ätherischen Öls die Sonne hinter einer Gewitterwolke hervorbrechen. Hoffnung keimt auf. Verständnis kehrt ein. Tränen der Vergangenheit versiegen und werden von warmen Gefühlen der Dankbarkeit ersetzt. Freude und Hoffnung erhellen das Gemüt.

So arbeiten ätherische Öle, um dunkle, immer wiederkehrende Gedanken, die einen gesunden Schlaf behindern, zu lindern, anzuheben und sanft und gütig auszugleichen. Aufgearbeitete Gefühle werden in das Archiv des Lebens abgelegt, und die damit verbundene Lebensweisheit als gelernt und verstanden abgehakt und beendet.

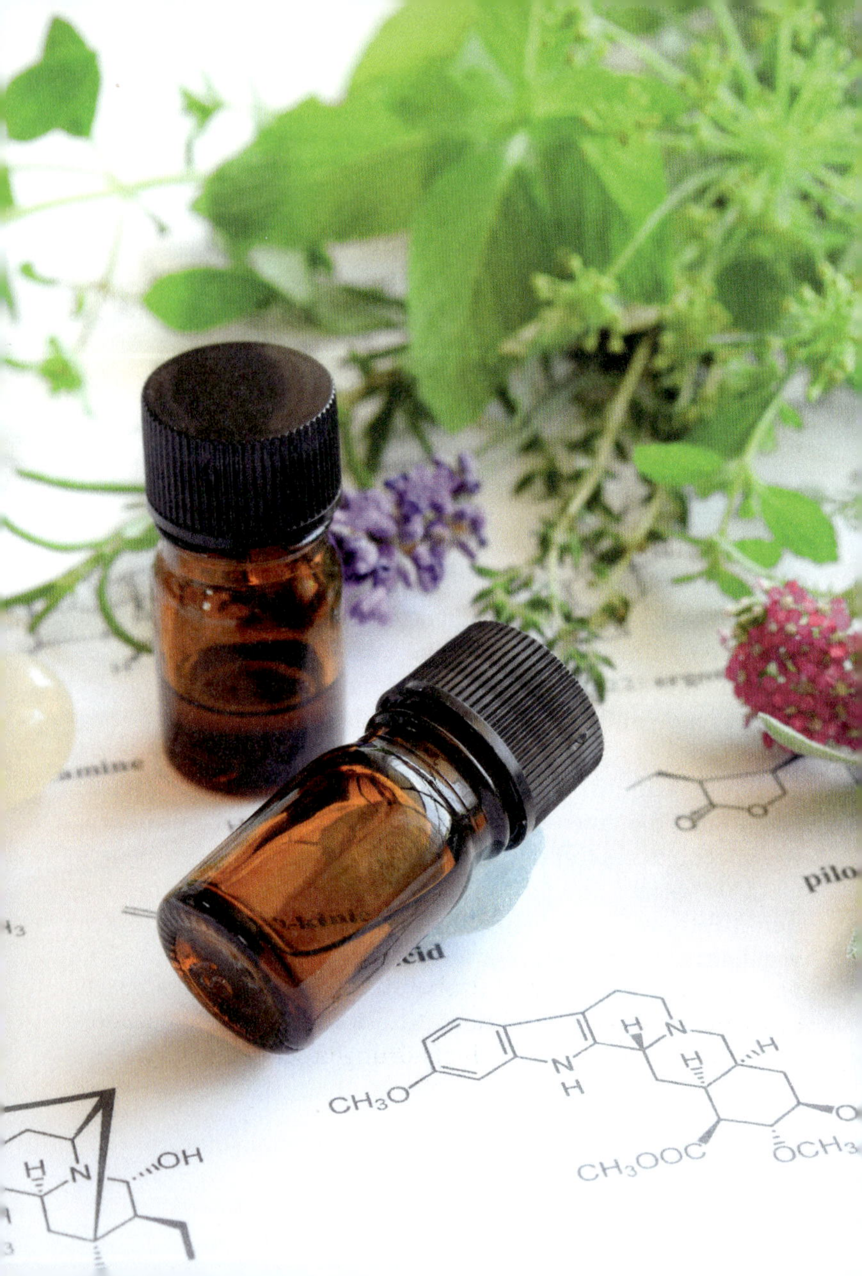

Was die Wissenschaft zu ätherischen Ölen als Schlaftherapie sagt

In der wissenschaftlichen Literatur[5] gibt es unzählige Studienberichte zur therapeutischen Anwendung ätherischer Öle bei Schlafstörungen wie Schlaflosigkeit (Insomnia), Schlafapnoe, altersbedingten Schlafproblemen sowie Einschlaf- und Durchschlafstörungen.

Das **Lavendelöl** ist wohl das meist erforschte aller Öle bei Schlafproblemen. Man untersuchte seine Wirkung auf Angstzustände und Schlafqualität bei älteren Leuten[6] und bei Chemotherapie Patienten[7] und erforschte Schmerz- und Stressreduktion sowie verbesserten Schlaf in Altersheimen[8] und vieles mehr. Dabei wurde in allen Untersuchungen der **signifikante Wert** ätherischer Öle bestätigt. Hier sind exemplarisch einige dieser Studien erwähnt:

Lavendelöl als sichere Alternative zu pharmazeutischen Interventionen

Eine Studie aus dem Jahr 2014, veröffentlicht im *Journal of Alternative Complementary Medicine,* stellte fest, dass das Einatmen von ätherischen Ölen (wobei Lavendel das am häufigsten getestete Öl war) eine **sichere Alternative** zu pharmazeutischen Interventionen bei Schlafstörungen sein kann.[9]

Andere Untersuchungen legen nahe, dass eine **Lavendelmassage** eine der wirksamsten Methoden bei Schlafstörungen ist, da die natürlichen chemischen Bestandteile von Lavendelöl innerhalb von fünf Minuten nach der Massage bereits im Blutkreislauf zu finden sind.[10]

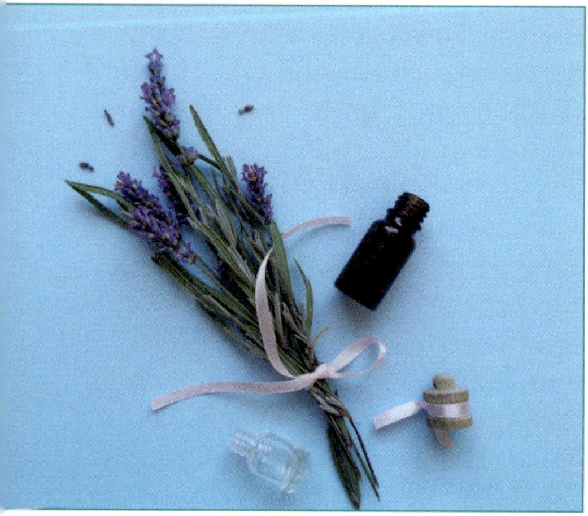

Die Wirkung von Aromatherapie mit Lavendelöl auf den Melatoninspiegel

Melatonin ist ein natürliches Hormon, das untertags „schläft" und abends mit der Dunkelheit aktiv wird, um uns zum Schlafengehen zu bewegen. Physiologisch gesehen, nimmt der Melatoninwert im Blut mit zunehmendem Alter ab, und der ältere Mensch leidet dadurch häufig an Schlaflosigkeit und anderen Arten von Schlafstörungen. Eine Forschergruppe machte sich Ende 2019 an die Arbeit, um herauszufinden, inwieweit alternative Therapien mit Lavendelöl (*Lavandula angustifolia*) Schlafstörungen abschwächen können. Das Ergebnis zeigte einen **signifikanten Anstieg** des Melatoninspiegels im Blut nach der Intervention mit Lavendelöl.[11]

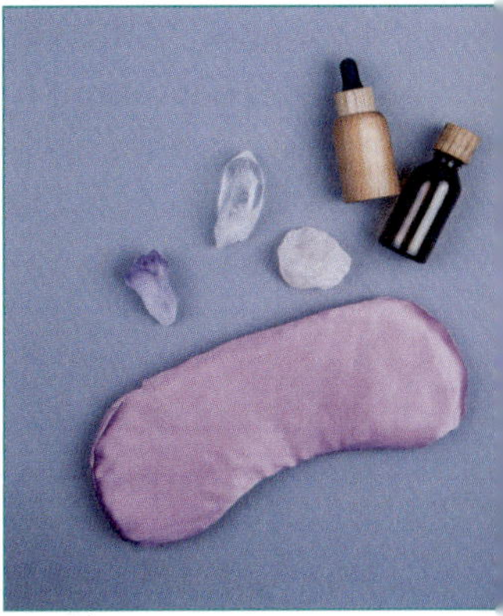

Eine Mischung aus Lavandin, Bergamotte und Ylang Ylang

Eine weitere Studie dokumentierte eine **signifikant bessere Schlafqualität** der Teilnehmer, die *Lavandula x intermedia* (Lavandin Super), *Citrus bergamia* (Bergamotte) und *Cananga odorata* (Ylang Ylang) einatmeten. Die Teilnehmer berichteten auch, dass sie deutlich seltener aufstehen mussten, um die Toilette aufzusuchen. Dabei war die Behandlungsmethode nur ein mit ein paar Tropfen der angegebenen Ölmischung benetztes Wattepad, das während der Nacht auf dem Nachttisch neben dem Bett gelegen hatte.

Die Forscher zogen den Schluss, dass diese **kostengünstige Aromatherapie-Behandlung** potenziell wirksam zur Verbesserung der Schlafqualität bei Patienten war.[12]

Hätten die Forscher statt Lavandin, ein Lavendelhybrid, das eine Menge aufmunternden Kampfer enthält, den echten Lavendel *(Lavandula angustifolia)* genommen, wäre der **beruhigende Effekt** wohl noch größer ausgefallen, und hätte man die ätherischen Öle statt auf einem Wattebausch am Nachttisch im Schlafraum vernebelt oder auf Brust oder Fußsohlen gerieben, wäre der Effekt sicher noch signifikanter gewesen.

Lavendel, Süßorange und Sandelholz versus Diazepam (ursprünglich Valium)

Diese Studie aus dem Jahr 2019 ergab, dass die Inhalation von ätherischen Ölen beruhigend und hypnotisch wirkt und **keine Nebenwirkungen** aufweist, im Gegensatz zu vielen traditionellen psychotropen Substanzen. Die Wissenschaftler sprachen sich dafür aus, dass sich aus diesem Grund weitere klinische und wissenschaftliche Forschungen eindeutig lohnen.[13]

Das ätherische Öl der Kiefer und seine schlaffördernde Wirkung

3-Caren, ein bizyklisches Monoterpen, ist eines der Hauptbestandteile im Kieferöl und weist entzündungshemmende, antimikrobielle und **anxiolytische** (angstlösende) Wirkungen auf. Und α-Pinen, der Hauptbestandteil der Kiefer, hat durch die GABA-A-Benzodiazepin-Rezeptoren eine hypnotische Wirkung und **verlängert die Schlafdauer**. Diese Studienergebnisse zeigen, dass 3-Caren ähnlich wie α-Pinen eine schlaffördernde Wirkung hat.[14]

Die Auswirkungen von ätherischem Weihrauchöl auf Stress

Weihrauchöl (*Boswellia carteri*) wurde auf seine Wirkung auf Stress und Schlaf hin untersucht. Wissenschaftler erforschten Weihrauchöl und seine Hauptbestandteile Limonen und α-Pinen auf den Plasma-Corticosteron- und Glutathion-Spiegel (GSH) sowie auf das Schlaf- und Wachverhalten. Die Substanzen wurden nach Verdünnung in Jojobaöl äußerlich aufgetragen. Man stellte fest, dass das ätherische Weihrauchöl den

Auswirkungen von **Stress entgegenwirken** kann, indem es das Schlafdefizit wirksam mindert und bei der Stressbewältigung von Vorteil ist.[15]

Eigenschaften von Vetiver Öl in Bezug auf elektrische Gehirnaktivität und Wachsamkeit

Ziel dieser Studie war es, quantifizierbare und reproduzierbare Auswirkungen der Inhalation von Vetiver Öl (*Vetiveria zizanioides*) auf das Schlaf-Wach-Verhalten und das Elektroenzephalogramm (EEG) zu demonstrieren, was **eindrucksvoll** gelungen ist.[16]

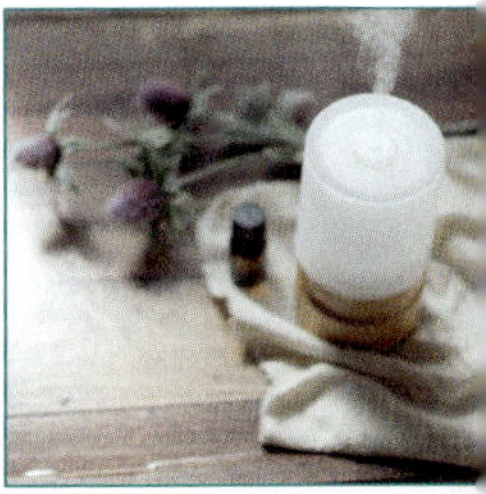

Aromatherapie bei Demenzkranken mit Angstzuständen und Schlafstörungen

Die Verwendung von nächtlich diffundiertem ätherischem Lavendelöl (*Lavandula angustifolia*) wurde als **wirksame Behandlungsmethode** angesehen, um Schlaflosigkeit und Angstzustände in dieser Patientengruppe zu reduzieren.[17]

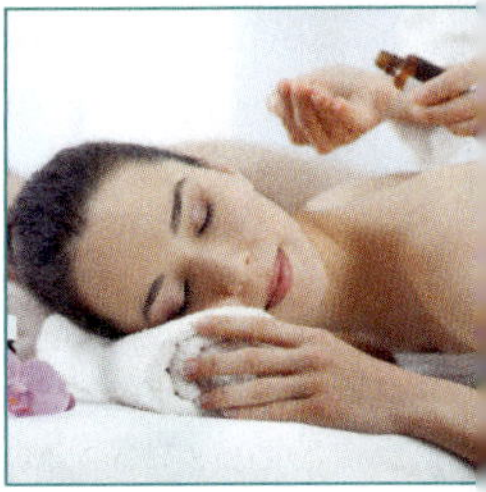

Auswirkungen von Aromamassage auf Blutdruck und Schlafqualität bei Frauen mittleren Alters mit Bluthochdruck

Die Blutdruckwerte und die Schlafqualität zeigten einen **signifikanten Unterschied** zwischen der Aromamassage- und der Placebo-Gruppe. Die Forscher schlussfolgerten, dass eine Aromamassage dazu beitrage, die Lebensqualität der Patienten zu verbessern und die Gesundheit zu erhalten.[18]

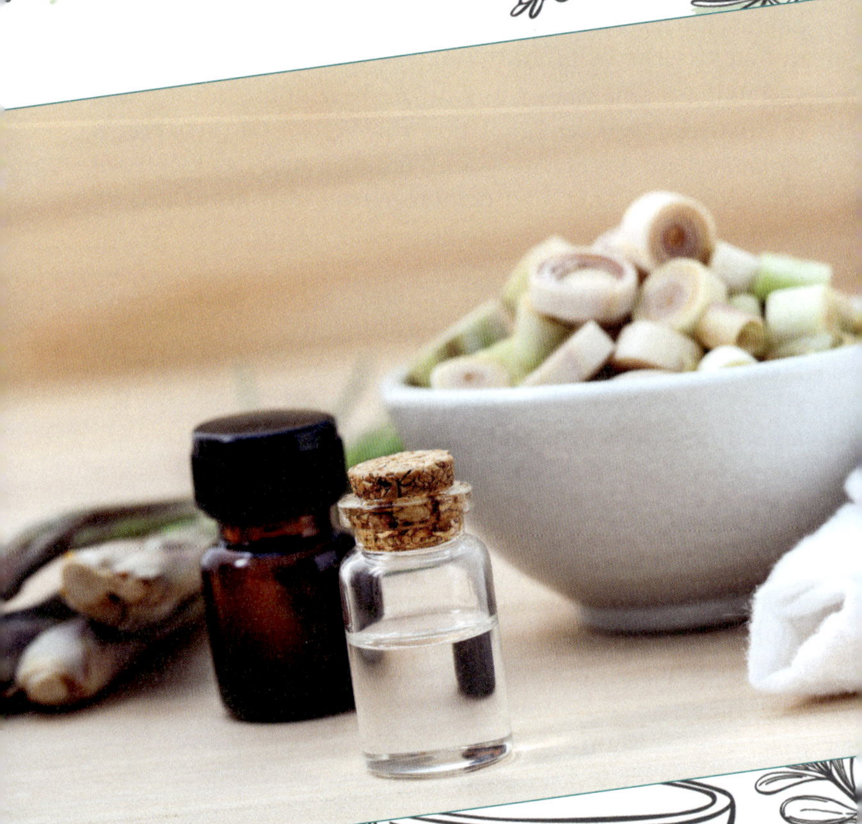

Die Wirkung von Baldrianöl auf den Schlaf von Intensivpatienten

Diese klinische Studie aus dem Jahr 2012 zeigte, dass bei einer Akupressur mit Baldrianöl eine unmittelbare **Entspannungsreaktion** einsetzte und die Schlafstunden der Patienten zunahmen.[19]

Die entspannende Wirkung von Zitronengras

Diese Forschungsergebnisse legen nahe, dass die **anxiolytische Wirkung** des ätherischen Öls *Cymbopogon citratus* durch den GABA-A-Rezeptor-Benzodiazepin-Komplex stattfindet.[20]

Hunderte wissenschaftliche Studien beschäftigen sich mit den Wirkungen ätherischer Öle auf den Schlaf und empfehlen sie als **risikolose, nebenwirkungsfreie Alternativ- und Zusatzbehandlung** bei allen Arten von Schlaf-, Angst- und Stressproblemen für alle Altersgruppen und für jede gesundheitliche Lebenssituation.[21]

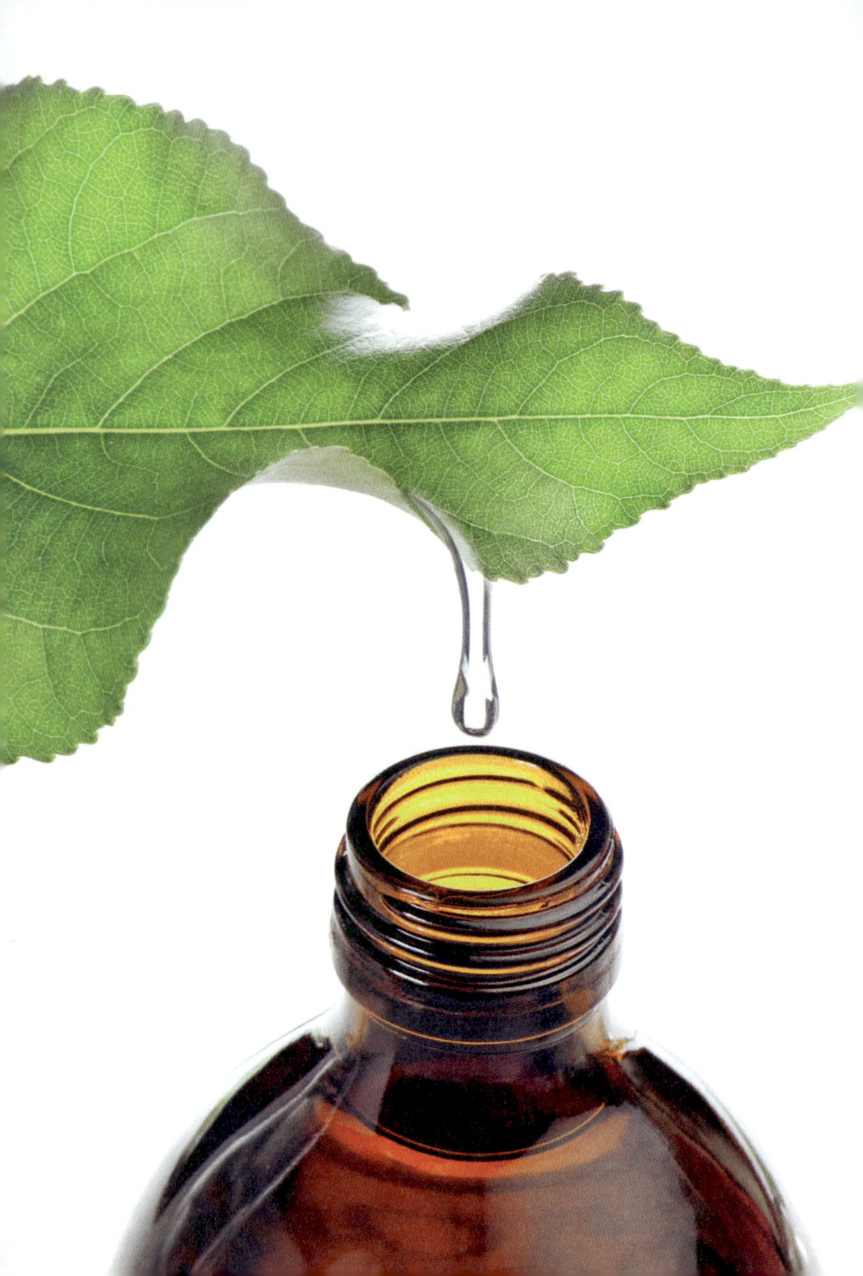

Ätherische Öle von A bis Z für den gesunden Schlaf

Von Angelika bis Zypresse

Angelika, Engelswurz:

Duftnote: Würzig, herb
Anwendung: Bei Angst und Schlaflosigkeit, Stress, zum Schutz vor negativen Einflüssen.

Tipp: Angelika wird von Angehörigen der Heilberufe gerne als Schutzöl auf die Schultern aufgetragen.

Baldrian:

Duftnote: Holzig, würzig, streng
Anwendung: Zur Beruhigung, zum Einschlafen, bei Angst und emotionalen Stressfaktoren.

Tipp: Ein Tropfen Baldrian – eingeatmet, auf die Zunge genommen oder im Tee getrunken – wirkt Wunder.

Balsamtanne:

Duftnote: Balsamisch, süß, weihnachtlicher Tannenduft
Anwendung: Zur Tiefenentspannung und Beruhigung

Tipp: Der zutiefst beruhigende Duft wirkt beim Einatmen oder mittels Einreibung schnell und zuverlässig und macht glücklich.

Basilikum:

Duftnote: Kräftig, würzig
Anwendung: Bei Konzentrationsschwierigkeiten, Schlafproblemen, Angstzuständen und Depression.

Tipp: Alle hier angeführten ätherischen Öle wirken beim Einatmen auf das limbische System. Also tief einatmen!

Bergamotte:

Duftnote: Blumig, warm, fruchtig
Anwendung: Bei Angstzuständen, Depression, Schlafstörungen und zur Beruhigung.

Tipp: Der fruchtig süße Duft der Bergamotte ist vom beliebten Earl Grey Tee bekannt. Mit einem Tropfen vom Öl der Bergamotte kannst du deinen eigenen Earl Grey Tee zubereiten!

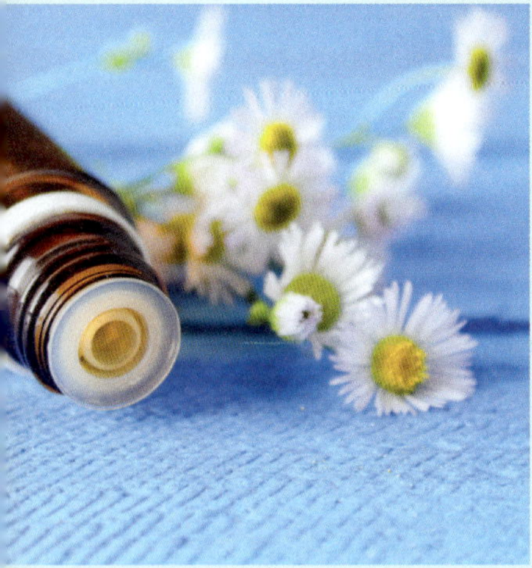

Kamille, Römische:

Duftnote: Beruhigend, süß
Anwendung: Zur Beruhigung bei Angstzuständen, Aufregung, Nervosität und Schlaflosigkeit.

Tipp: Ein heißer Schluck Kamillentee vor dem Schlafengehen erhöht die Körpertemperatur und macht schläfrig. Er beruhigt sowohl das Verdauungssystem als auch das Nervensystem.

Kümmel:

Duftnote: Balsamisch, herb, würzig
Anwendung: Bei Schlafproblemen und zur Tiefenentspannung, bei Depression und Angstzuständen.

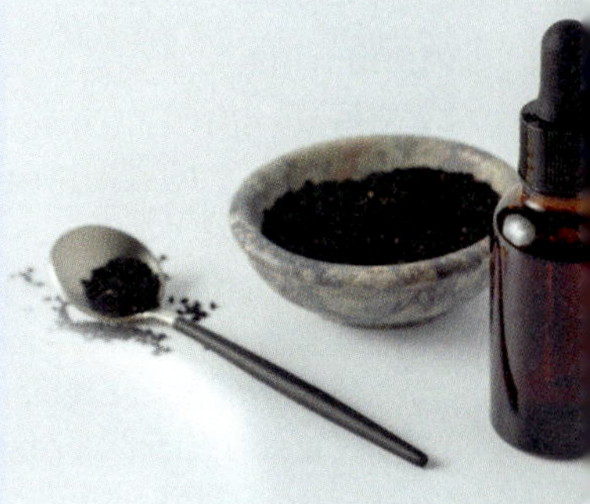

Tipp: Das Kümmelöl ist ein lieblich duftendes Mittel zur Beruhigung. Rieche kräftig daran!

Lavendel:

Duftnote: Frisch, herb
Anwendung: Bei Schlaflosigkeit, Angst, nervösen Spannungen und Stimmungstiefs.

Tipp: Einen Wattepad mit einem Tropfen Lavendelöl nachts auf das Kopfkissen gelegt, schenkt bei jedem Atemzug Entspannung. Das Einreiben der Fußsohlen mit dem Öl wirkt zudem beruhigend auf den ganzen Organismus.

Majoran:

Duftnote: Herb, würzig
Anwendung: Bei Sorgen, Angstzuständen und Schlaflosigkeit, Nervenüberlastung, Kreislaufproblemen sowie Atemwegsinfektionen.

Tipp: Wer Majorankartoffeln liebt, der wird mit dieser beruhigenden Duftnote gerne schlafen gehen. Man gibt einen Tropfen auf ein Taschentuch und legt es auf das Kopfkissen.

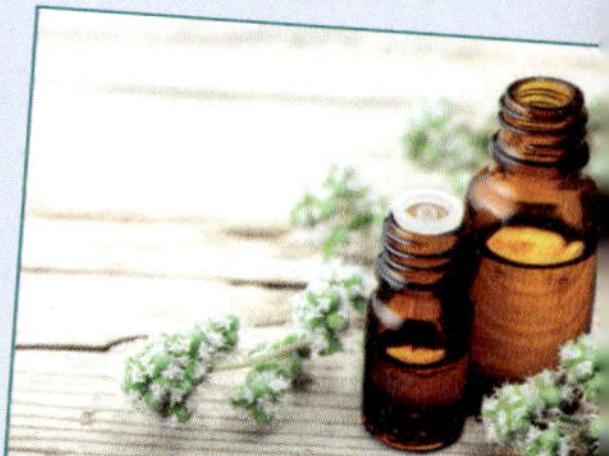

Mandarine:

Duftnote: Süß, fruchtig, zart blumig
Anwendung: Als Stimmungsaufheller, zur Beruhigung, als Einschlafhilfe.

Tipp: Dieses entspannende und herzerfreuende ätherische Öl kann abends im Aroma-Diffuser vernebelt und/oder verdünnt mit reinem Pflanzenöl auf Brust und Fußsohlen einmassiert werden, um in den Armen dieses lieblichen Duftes Schlaf zu finden.

Muskatellersalbei:

Duftnote: Balsamisch, frisch, süßlich
Anwendung: Für besseren Schlaf, bei Angst und Sorgen, Depression, Stress, zur Hormonbalance.

Tipp: Je drei Tropfen dieses ätherischen Öls mit phytohormonähnlichen Eigenschaften morgens und abends in die Armbeuge reiben.

Muskatnuss:

Duftnote: Würzig, warm, betörend
Anwendung: Zur Unterstützung der Nebennieren, für Energie, bei Reizbarkeit, Appetitverlust. Beliebt im Parfüm für Männer.

Tipp: Einen Tropfen verdünnt in reinem Pflanzenöl auf die Nierengegend reiben. Den Duft einatmen. (Verdünnungsverhältnis, siehe Anhang: *Richtlinien zur sicheren Anwendung ätherischer Öle***)**

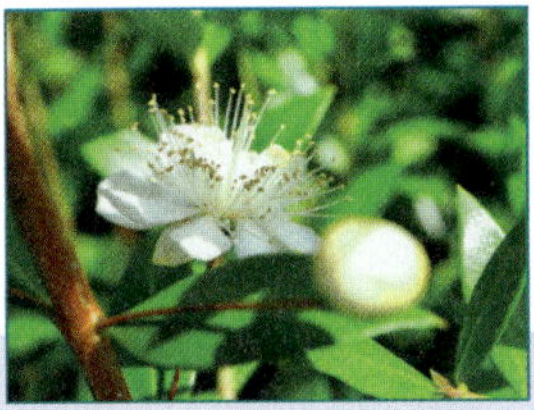

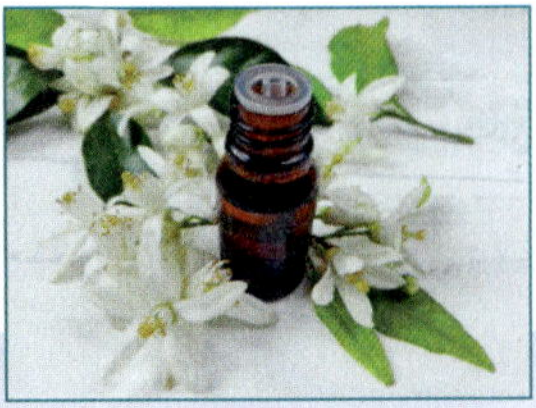

Myrte:

Duftnote: Balsamisch, frisch
Anwendung: Bei Schilddrüsenunterfunktion und daraus resultierender Müdigkeit, Energielosigkeit und geschwächtem Immunsystem

Tipp: Verdünnt einen Tropfen auf die Schilddrüsenregion, Stirn, Nacken oder Armbeugen auftragen.

Neroli:

Duftnote: Zart blumig, frisch, lieblich süß
Anwendung: Zur Entspannung, wirkt entkrampfend.

Tipp: Verdünnt über Herz und Magengegend auftragen. Nicht vergessen, die duftenden Handflächen über die Nase zu legen und tief einzuatmen! (Achtung: Kein ätherisches Öl in die Augen bringen!)

Orange:

Duftnote: Fruchtig, süß, blumig
Anwendung: Zur Zellregeneration, bei Depression, Stimmungsschwankungen, Angstzuständen, Schlafstörungen.

Tipp: Ein warmes Bad – mit einem Esslöffel Bittersalz und fünf Tropfen Orangenöl – beruhigt die Gedanken, erhellt die Stimmung und begünstigt einen gesunden Schlaf.

Salbei:

Duftnote: Herb, aromatisch, frisch

Anwendung: Zur Entgiftung, zum hormonellen Ausgleich.

Tipp: **Drei Tropfen vom hormonunterstützenden Salbeiöl in die Armbeugen reiben. (Verdünnung: Siehe** *Richtlinien zur sicheren Anwendung* **im Anhang.)**

Sandelholz:

Duftnote: Blumig, würzig, erdend

Anwendung: Wirkt antiviral, antitumoral, immunstimulierend, kreislaufunterstützend, hautrevitalisierend, unterstützt den Tiefschlaf.

Tipp: **Füge einen Tropfen Sandelholzöl deiner naturbelassenen Nachtpflege-Creme bei, um von seinen beruhigenden, schlaffördernden Eigenschaften zu profitieren.**

Schwarzer Pfeffer:

Duftnote: Lieblich süß, pfeffrig

Anwendung: Der Duft dieses ätherischen Öls übt einen starken Reiz auf das limbische System aus. Es wurde festgestellt, dass Pfeffer-, Grapefruit- und Fenchelöle die Gehirnaktivität stimulieren.[22]

Tipp: **Verdünnt auf Fußsohlen, Stirn und Nacken auftragen oder am lieblichen Duft riechen. Es ist im Gegensatz zu Pfeffer beim Einatmen erstaunlich mild.**

Thymian:

Duftnote: Herb, würzig, beruhigend
Anwendung: Bei Herz-Kreislauf-Erkrankungen, für das Verdauungs- und Nervensystem, bei Depression, Kopfschmerz und Einschlafproblemen.

Tipp: Abends (und morgens) 10 Tropfen verdünnt auf die Fußsohlen auftragen, um die Körperzellen mit dem Öl zu sättigen und dem Körper lebenswichtige Elektronen zuzuführen.

Vetiver:

Duftnote: Holzig, exotisch, erfrischend
Anwendung: Wirkt antiseptisch, entzündungshemmend, entkrampfend, entspannend, erdend, den Kreislauf stimulierend.

Tipp: Vetiver hilft mit seinem reichhaltigen und tiefgehenden Aroma dabei, zerstreute Gedanken zu beruhigen. Das Öl ist eine gute Wahl für ein Schlafspray.

Wacholder:

Duftnote: Balsamisch, süß, herb
Verwendung: Bei Angst, Depression, Unbehagen, raschem Herzschlag und Schlafschwierigkeiten.

Tipp: Sollten schmerzende Gelenke oder angstvolle Gedanken uns nachts wachhalten, kann Wacholderöl – in einer 5%igen Verdünnung auf die Stelle oder die Fußsohlen aufgetragen – dabei helfen, den ersehnten Schlaf zu finden.

Weihrauch:

Duftnote: Balsamisch, erdend, anhebend
Anwendung: Weihrauch wirkt beim Schlafen entspannend auf Muskeln wie auch anhebend auf depressive Gedanken und ist immunstimulierend.

Tipp: **Vor dem Schlafengehen mit dem anhebenden Weihrauchöl eine Zeit der Ruhe und des Friedens einplanen, um die Sinne in Gebet oder Meditation himmelwärts auszurichten.**

Ylang Ylang:

Duftnote: Blumig, süß, zart
Verwendung: Bei Angst, Unruhe, Stress, Hormonstörungen, Herzproblemen, Spannungen und Depression.

Tipp: **Dieses Öl bei Angst und Spannungen einatmen und verdünnt auf die Magengegend reiben. Bei hormonellen Problemen je drei Tropfen in die Armbeugen reiben, um männliche und weibliche Energien auszugleichen.**

Zistrose:

Duftnote: Warm, balsamisch, leicht holzig, süß
Verwendung: Bei Unruhe und Stress, Schlafstörungen, Angstzuständen und Depression kann die Zistrose das Gemüt erhellen und das sympathische Nervensystem sowie das Immunsystem unterstützen. Zistrose ist bekannt für ihre zellregenerierende und blutstillende Wirkung.

Tipp: **Stress verkürzt das Leben. Die Zistrose, auch** *Rose of Sharon* **genannt, ist Sinnbild für ein langes Leben. Atme das nervenberuhigende Öl dankbar ein.**

Zitrone:

Duftnote: Fruchtig, frisch, zitronenartig
Verwendung: Bei Angst, Depression, Konzentrationsverlust und stressbedingten Schlafstörungen, für Zellregeneration, Entgiftung, gesteigerte Immunaktivität und eine beruhigende Atmosphäre.

Tipp: Vor dem Schlafengehen noch einmal den Duft der reinigenden, erfrischenden Zitrone einzuatmen, schenkt uns die Eigenschaften dieses *Öls der Klarheit und Reinheit.* **Das großzügige Auftragen auf die Fußsohlen ist dabei sehr beliebt.**

Zitronenmelisse:

Duftnote: Aromatisch, zitronenartig, leicht minzig, frisch
Verwendung: Bei Depression, Ängsten und Schlaflosigkeit, wirkt entzündungshemmend und entspannend.

Tipp: Tief einatmen und neben Lavendel gegebenenfalls bei viralen Infektionen (Herpes) auf die Stelle auftragen.

Zypresse:

Duftnote: Balsamisch, herb, würzig
Verwendung: Bei Schlaflosigkeit, für Sicherheit und Erdung, verbessert den Kreislauf und stärkt die Blutkapillaren.

Tipp: Zur Erdung, bei schweren Beinen und zur Unterstützung des Kreislaufs nach Verträglichkeit verdünnt oder unverdünnt auf die Fußsohlen auftragen.

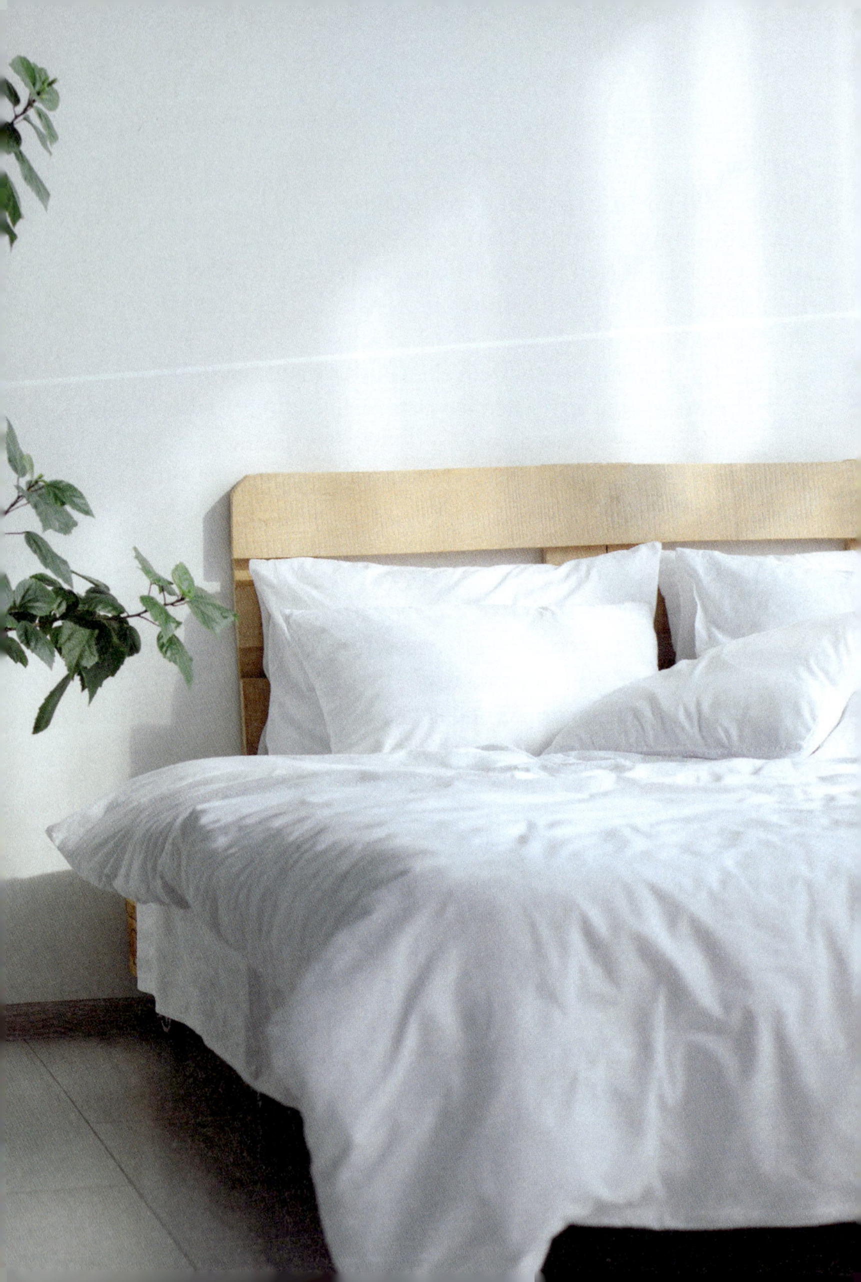

Der zirkadiane Schlafrhythmus

Schlafphasen, die uns durch die Nacht begleiten

Während einer Nacht durchläuft der Mensch etwa drei bis fünf Schlafzyklen. Nach Michael Breus, PhD,[23] dauert jeder Zyklus etwa neunzig Minuten lang. Diese Schlafphasen sind eingeteilt in:

Die Einschlafphase: Sie dauert in der Regel etwa fünfzehn Minuten. Der Körper stellt sich auf die Ruhephase ein, die Herzfrequenz und der Stoffwechsel verlangsamen sich, und die Körpertemperatur sinkt ab.

Der Leichtschlaf: Die Hirnaktivität wird langsamer, wie das Schlaf-EEG zeigt. Diese Phase kann bis zur Hälfte der gesamten Schlafdauer währen.

Die Tiefschlafphase: Der Herzschlag verlangsamt sich, der Blutdruck fällt ab und die Körpertemperatur sinkt. Die Gehirntätigkeit ruht. Es werden keine Stresshormone ausgeschüttet, dafür werden Wachstumshormone gebildet. Zu Beginn der Nachtruhe sind die Tiefschlafphasen am längsten und werden gegen Ende des Schlafs hin immer kürzer. Diese Phase schenkt uns den berühmten „Schönheitsschlaf“.

Der Traumschlaf, auch REM-Schlaf genannt: In dieser Phase träumt man viel. Es werden beim Träumer rasche Augenbewegungen unter den Lidern beobachtet, während die Muskulatur völlig entspannt ist. Langsam steigen Blutdruck, Herzfrequenz und Atemtätigkeit wieder an, und das Gehirn tritt in gesteigerte Aktivität ein, fast wie im Wachzustand. Beim Aufwachen befinden wir uns meist in dieser Traumphase, weshalb wir uns an unsere Träume leichter erinnern.

> **Träume berühren jede Schicht unseres Lebens. Sie können uns einen Blick in die Zukunft erhaschen lassen, Ratschläge zur Heilung geben oder uns Einsichten in unsere Beziehungen vermitteln. Darüber hinaus können und werden sie uns direkter zu Gott führen.**
>
> *Harold Klemp*
> *The Art of Spiritual Dreaming*

Die Beobachtung des zirkadianen Schlafrhythmus lehrt, dass eine Stunde Schlaf im Zeitraum **von 10:00 Uhr bis 2:00 Uhr** die gleiche regenerierende Wirkung auf den Körper ausübt wie zwei Stunden Schlaf nach 2:00 Uhr morgens. Das ist unabhängig davon, ob man zum Chronotyp „Frühaufsteher” oder „Nachteule” zählt.

Wie die innere biologische Uhr 24 Stunden lang für dich arbeitet

Die innere Uhr unseres Lebensrhythmus folgt den kosmischen Naturgesetzen von Licht und Dunkelheit. Sobald die Sonne untergeht, schüttet der Körper das Schlafhormon Melatonin aus. Es macht müde und lässt die Augenlider zufallen. Wenn die ersten Sonnenstrahlen morgens den Schläfer aus dem Schlaf holen, zieht sich das Schlafhormon zurück und macht der Aktivität Platz. Man fühlt sich ausgeruht und voller Tatendrang.

Doch bei so manchen Menschen ist die **innere Körperuhr gestört**. Grelles Licht bis in die späten Nachtstunden, blaues Licht aus Computer, Handy und Fernseher lassen den Körper nicht erkennen, dass es bereits Nacht ist. Kein Melatonin wird ausgeschüttet, und wir fühlen uns daher auch nicht müde.

Je mehr die Nachtruhe verkürzt wird, desto weniger Zeit hat der Körper für die täglichen **Reparaturarbeiten**, die er an seinem geschädigten Gewebe durchzuführen hat. Auch schwemmt das Gehirn Bioabfallprodukte, also Giftstoffe, nachts zehnmal leichter aus als tagsüber. Wenn man also nicht schlafen kann oder will, bleiben Körper und Geist in der Schwebe, und all die Heilung „hinter den Kulissen“ findet nicht statt.

Ein gesunder Schlaf

Ein qualitativ guter Schlaf lässt sich daran erkennen, dass der Schläfer rechtzeitig aufwacht, bevor die Alarmglocke schrillt. Das heißt, dass der zirkadiane Biorhythmus perfekt funktioniert, wenn man zur rechten Zeit ganz natürlich erwacht.

Ein unergiebiger Schlaf

Wenn man sich niederlegt, dauert es etwa fünfzehn Minuten, bis der Körper sich zur Ruhe begibt, um natürlich einzuschlafen. Sollte jemand sich hinlegen und sofort, also in unter fünf Minuten, einschlafen, ist das möglicherweise ein Zeichen von akutem Schlafentzug und ein Hinweis darauf, dass der Schläfer nicht genug Tiefschlaf erhält.

Wie viel Schlaf brauchst du wirklich?

Schlaf ist, wie alles im Leben, **individuell**, und so wie keine zwei Lebewesen gleich sind, braucht der eine Mensch fünf Stunden Schlaf und ein anderer neun. „Langschläfer" sind für gewöhnlich kreative Leute, die viel träumen. Wir haben verschiedene kulturelle Hintergründe, gesundheitliche Herausforderungen oder persönliche Erlebnisse, die uns einzigartig machen. Daher gilt für die Dauer des Schlafes nur eine Richtlinie: **Der Tiefschlaf ist das Entscheidende.**

Zu viel Schlaf

Die meisten Menschen schlafen zu viel. Schlaf ist ein wunderbares Mittel, um sich seiner Verantwortung zu entziehen und sich vor seinen Verpflichtungen zu drücken. Wir flüchten uns in den erlösenden Schlaf.

Heranwachsende Kinder brauchen Schlaf

Babys schlafen zwischen zwölf und achtzehn Stunden.
Kleinkinder brauchen durchschnittlich dreizehn Stunden und Schulkinder zehn bis elf Stunden Schlaf.

Teenager und Jugendliche schlafen anders ...

Unsere Jugendlichen möchten am liebsten spät zu Bett gehen und in den Tag hinein schlafen. Diese Altersgruppe benötigt acht bis neun Stunden Schlaf, aber ihr Schlafrhythmus ist im Unterschied zu Erwachsenen sehr unterschiedlich.[24] Ihre Zirbeldrüse beginnt erst drei Stunden später Melatonin auszuschütten, also gegen Mitternacht. Der Höhepunkt der Schlafhormon-Produktion, der für uns um 2:00 Uhr morgens ist, tritt für unsere Teenager drei Stunden später ein, also erst zwischen 4:00 und 6:00 Uhr morgens und beginnt sich erst gegen 10:00 Uhr zurückzubilden. Daher ist für so manche Schüler das Frühaufstehen im Schulalltag ein Problem.

Altersgruppen	Schlafstunden
Neugeborenes Kind	12-18
Kleinkinder bis 3 Jahre	12-14
Kinder 3-5 Jahre	11-13
Kinder 5-12 Jahre	10-11
Jugendliche 12-18 J.	8,5-9,25
Erwachsene 18+	7-9
Ältere Menschen	individuell mehr oder weniger

Jeden Morgen beim Erwachen wird deine zirkadiane Uhr auf Null zurückgestellt, und der Zyklus beginnt wieder neu. Es ist daher von Vorteil, geradezu **von größter Wichtigkeit für die Gesundheit und einen guten Schlaf**, täglich möglichst zur gleichen Zeit zu Bett zu gehen und morgens immer zur selben Zeit aufzustehen. Sollte es am Vorabend einmal spät geworden sein, hole den Schlaf nicht am Morgen nach, sondern stehe, auch an Sonn- und Feiertagen, konstant zur gleichen Zeit auf.

TIPP:

Es ist wichtig, **morgens immer zur gleichen Zeit aufzustehen**, auch wenn es am Abend zuvor einmal spät geworden ist, denn die morgendliche Uhrzeit zum Aufstehen ist **der Ankerpunkt für deinen Schlaf-Wach-Rhythmus**. Diese Disziplin sorgt für einen besseren Schlaf.

Wenn du morgens immer wieder einnickst

Wenn du deine Augen morgens nicht aufbringst, verwende **Licht-Therapie**. Licht stoppt die Produktion von Melatonin und sendet Cortisol, dein Energie-Hormon, in den Blutkreislauf.

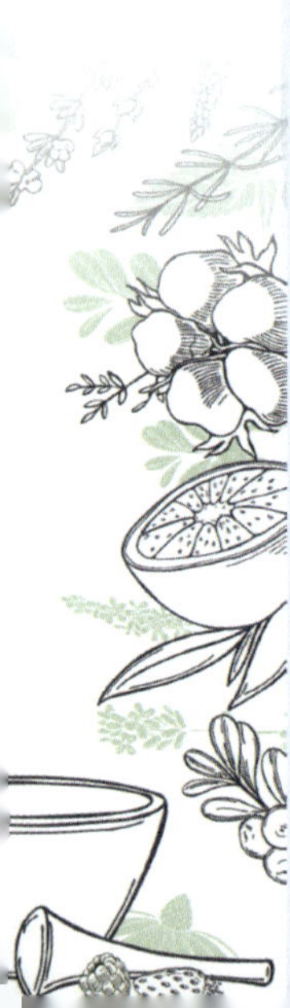

Wenn möglich, wähle ein Schlafzimmer mit Morgensonne. Das helle, freundliche Licht macht das Aufstehen viel leichte Morgentoilette r.

Lacht die Sonne schon vom Himmel? Stelle dich ans Fenster oder gehe auf den Balkon und lasse dich von der Sonne wachküssen.

Lasse dich während der Morgentoilette im Badezimmer von einem grellen Badezimmerlicht beleuchten.

Zur Licht-Therapie stelle eine Licht-Box mit natürlichem Licht auf den Tisch, während du frühstückst.

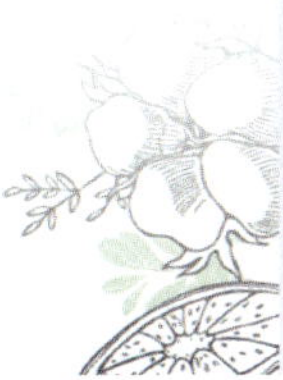

Natürlich hilft ein ätherisches Öl wie etwa Pfefferminzöl dabei, dich ganz schnell munter zu bekommen. Rieche am Fläschchen, nimm einen Tropfen auf die Zunge, reibe einen Tropfen auf Stirn, Schläfen und Nacken und atme tief durch.

Wenn dein Kind nachts nicht müde wird

Zu wenig und schlechter Schlaf sind eine Ursache für ADHS, Lernschwierigkeiten und Angstzustände in Kindern. Mangel an ausgewogener Ernährung für das körperliche und geistige Wachstum und Überforderung und Druck seitens der Schule oder Mitschüler verschlimmern die Situation. Gib deinem Kind Strategien an die Hand, um mit Leistungsdruck und Angstpotenzial besser umgehen zu können.

Nimm einen tiefen Atemzug

Das Atmen bringt Sauerstoff ins Gehirn. Aber wie sieht es in einem stickigen Kinderzimmer oder im Klassenzimmer mit frischer Luft aus? Stelle einen Aroma-Diffuser auf. Kinder lieben es, ihr eigenes Öl auszuwählen. Sie greifen instinktiv zu dem „richtigen" Öl, das ihnen in ihrer Situation hilft.

Gehe Dinge langsamer an

Erlaube freie Zeit, in der dein Kind seinen Neigungen nachgehen und kreativ werden kann. Ätherische Öle – die Lieblingsöle – unterstützen dabei, das Potenzial auszuschöpfen! Zitrone und Pfefferminze regen die Denkfähigkeit an.

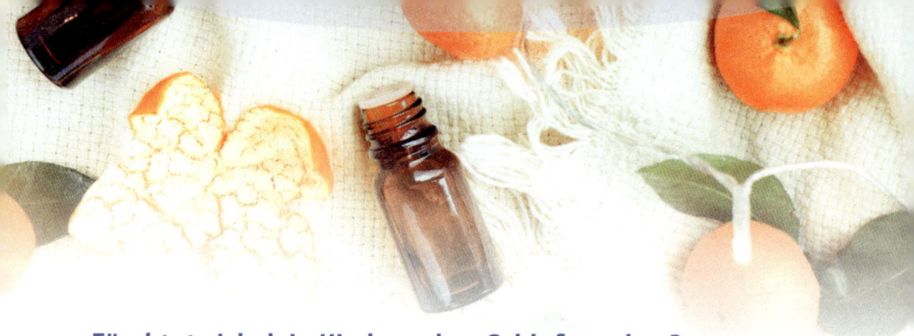

Fürchtet sich dein Kind vor dem Schlafengehen?

Es wird dunkel. Hat sich das Monster unter dem Bett versteckt? Schrecken Albträume dein Kind aus dem Schlaf? Ätherische Öle schaffen eine ruhige und sichere Atmosphäre. Ein Kinder-Diffuser erhellt den Raum sanft und lieblich und kann mit seinen träumerischen Klängen das Kind in den Schlaf wiegen. Mandarine ist ein bevorzugtes Kinderöl.

Liegt eine biologische Veranlagung vor?

Wenn Serotonin und Dopamin – die Gute-Nacht-Hormone – möglicherweise nicht ausreichend vorhanden sind, besteht die Veranlagung, eher eine ängstliche Persönlichkeit zu sein.

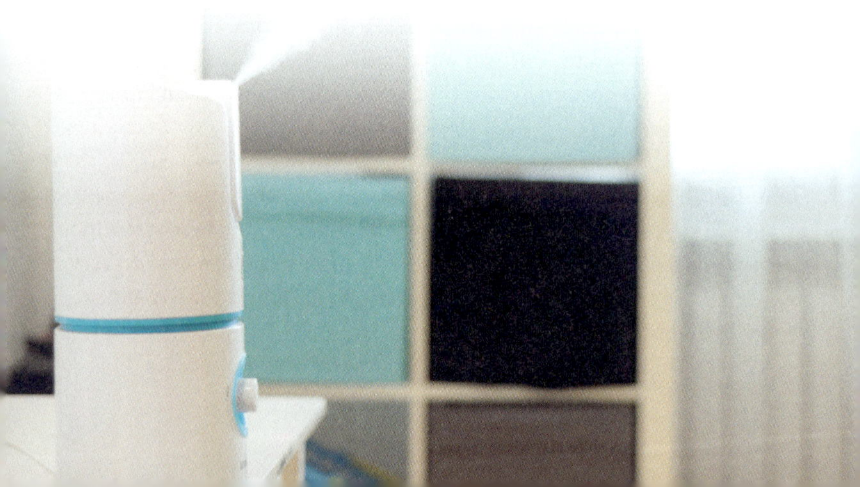

Die Macht der Düfte

„Der Geruchssinn ist der einzige der fünf Sinne, der direkt mit dem limbischen Hirnlappen, dem emotionalen Kontrollzentrum, verbunden ist. Angst, Furcht, Wut und Freude gehen alle aus dieser Region hervor. Der **Hypothalamus** fungiert als unser **Hormonkontrollzentrum**. Er setzt chemische Botenstoffe frei, die Wachstumshormone, Schilddrüsenhormone und Neurotransmitter wie Serotonin beeinflussen können."[25] **Daher ist das Einatmen eines ätherischen Öls so wertvoll**, denn sein Duft geht direkt ins Gehirn.

Das wohlverdiente Schäferstündchen

Wenn du dir nachmittags ein Schläfchen gönnst, hast du sicher schon bemerkt, dass du manchmal müde und benommen aufwachst und gerne weiterschlafen würdest. Von frisch und munter ist keine Spur. Die Ursache dafür liegt darin, dass du zu lange geschlafen hast und das Schlafhormon ausgeschüttet wurde, das in deinem Blutkreislauf kreist und dich müde hält.

TIPP: Der Power Nap

Um zu vermeiden, dass Schlafhormone deinen Körper überschwemmen und dich schlaftrunken aufwachen lassen, greife – wie so mancher Student – zu diesem Trick: Mache ein Nickerchen, aber nimm einen **Schlüsselbund** in die Hand, während du ruhst. Im Augenblick des Hinübergleitens in den Schlaf entspannen sich deine Muskeln, und der Schlüsselbund fällt aus deiner Hand. Du wachst frisch und ausgeruht auf.

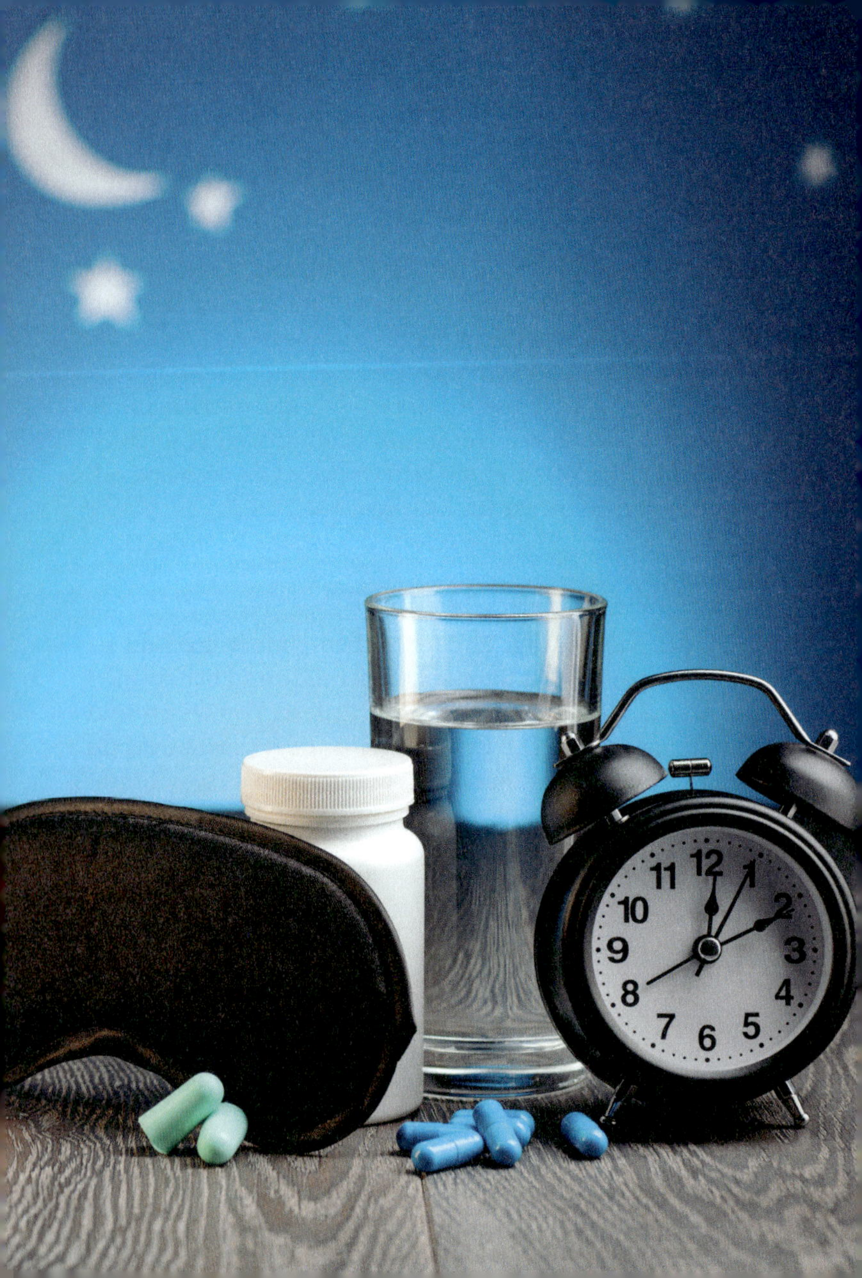

Herkömmliche Schlafpillen versus Schlafhilfen aus der Natur

Deine Gesundheit steht auf dem Spiel

- Weltweit leiden 60 Millionen Menschen an **Schlafproblemen**!
- 15 Millionen Deutschen werden **gelegentlich** Schlafmittel verschrieben.
- 12 Millionen Deutsche haben **regelmäßig** ernsthafte Schlafstörungen.
- 1,9 Millionen Menschen in Deutschland nehmen nach DGSM-Angaben[26] **regelmäßig** Schlafmittel ein.

Doch die Tabletten haben **keine heilende Wirkung**. Ein durch Drogen induzierter Schlaf ist weder erholsam noch gesund. Er folgt dem natürlichen Schlafrhythmus nicht, und der Patient fällt in einen narkotischen Schlaf, während die Chemie des Medikaments das Nervensystem in eisernem Griff hält und für ein paar Stunden niederdrückt. Nun hat man zwar einige Stunden „geschlafen", aber der Körper war nicht in der Lage, sich zu regenerieren, Gifte auszuscheiden oder Gedankeninhalte zu ordnen.

Dabei sind Frauen von Schlaflosigkeit mehr betroffen als Männer.[27]

Schlafstörungen	Frauen – Männer
Rückenschmerzen	31% - 25%
Nackenschmerzen	25% - 17%
Kann schlecht einschlafen	47% - 30%
Probleme durchzuschlafen	50% - 41%

Die **Nebenwirkungen** von Medikamenten sind gefährlich. Ein Benzodiazepin wie Valium stimuliert zum Beispiel die GABA Rezeptoren und hat ein sehr hohes **Suchtpotenzial**, wie auch Halcion®, die blauen Pillen, diese „*mörderischen Bomben*“[28], die in einigen Ländern (Großbritannien, Finnland, Norwegen, Argentinien) bereits jahrelang verboten sind, aber hierzulande immer noch verschrieben werden.

Der Spiegel schreibt: „Das Schlafmittel Halcion® steht im Verdacht, schwere **psychische Nebenwirkungen** zu verursachen.“ Trotzdem ist es das meistverkaufte Schlafmittel der Welt. Studien zu Nebenwirkungen wurden von der Herstellerfirma laut dem emeritierten Professor für Psychiatrie, Ian Oswald, nachweislich manipuliert. Er sagt: „Das Ganze war ein einziger großer Betrug“ – wie so oft, wenn großer Profit im Spiel ist.

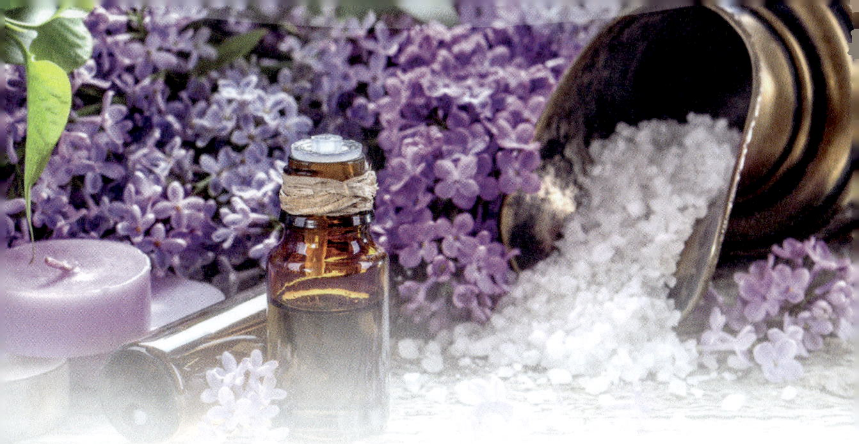

Der Arzt bestätigt: Nebenwirkungen sind Depressionen und „psychische Ausfallerscheinungen, Verfolgungswahn, Selbstmordneigung, **Verwirrtheit**, Erregungszustände, paradoxe Reaktionen, **Persönlichkeitsveränderungen** und kurzzeitiger **Gedächtnisverlust**." Und laut Beipackzettel kann „die gleichzeitige Anwendung von Halcion® mit Opioiden zu Sedierung, Koma und **Tod** führen."

TIPP:

Die zugrunde liegende Ursache von Schlaflosigkeit ist gewöhnlich Mineralstoffmangel und übermäßiger Stress.[29] Nimm vor dem Schlafengehen ein warmes Bittersalz-Bad mit Lavendelöl. Reibe Lavendel, Kamille oder Weihrauch auf die Fußsohlen. Lausche sanfter Musik. Meditiere. Bereite dich auf den Schlaf bewusst vor und werde still. Der Körper weiß, wann es Zeit zum Schlafen ist.

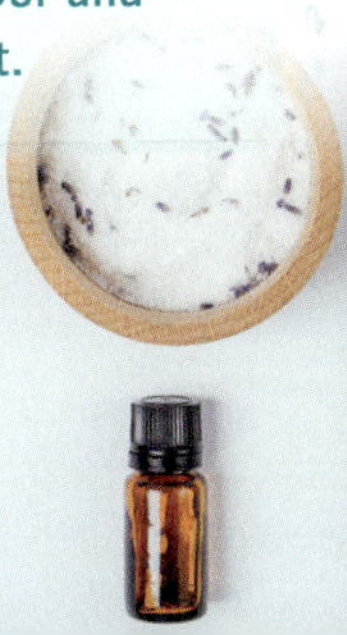

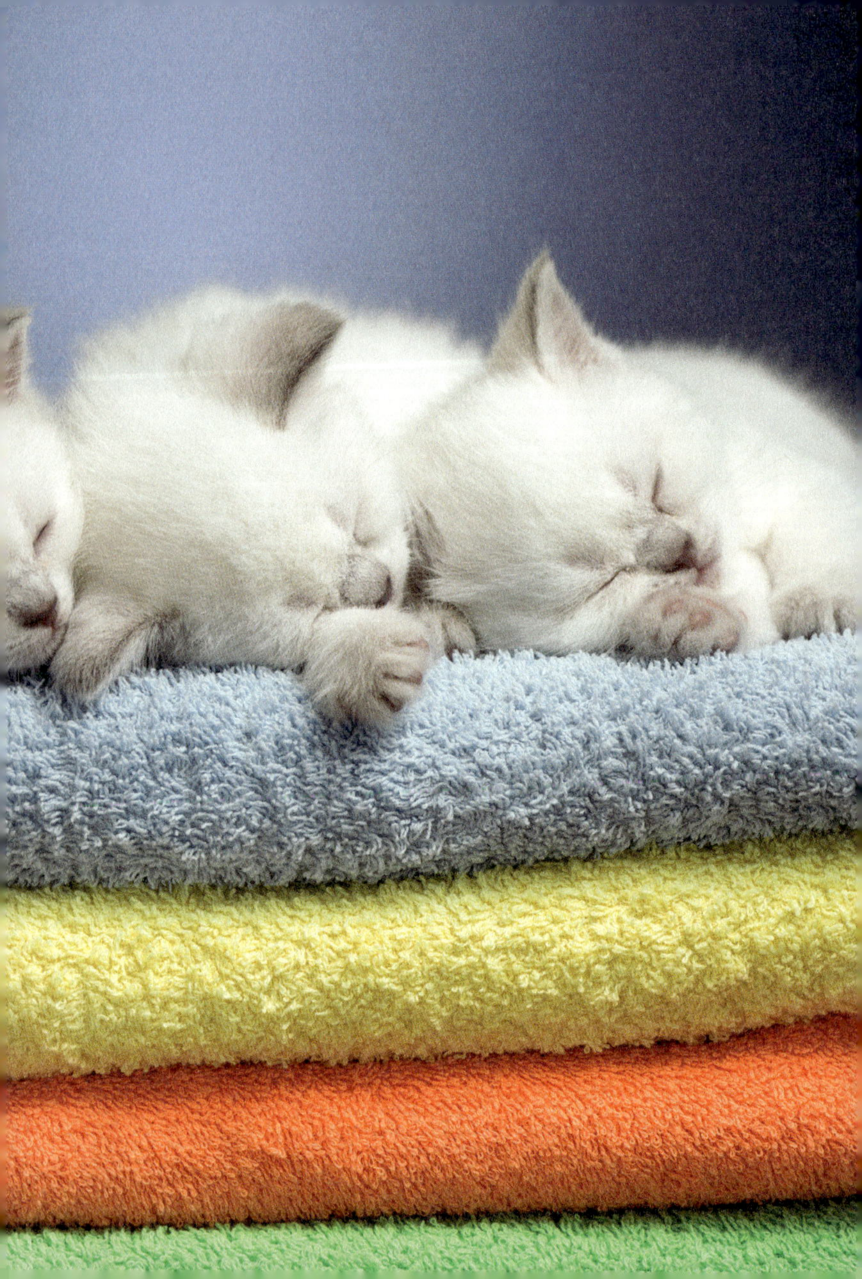

Die psychischen Aspekte des Schlafes

Die Macht der Gedanken

Die Ursachen unserer Probleme haben ihren Ausgangspunkt in unseren Gedanken. Sie informieren unsere Gefühle, und Gefühle und Gedanken vereint haben sie die Kraft, sich in unserer Umgebung und in unserem Körper als neue Wirklichkeit (oft Krankheit) zu **manifestieren**.

> **Die Seele, ein Funke Gottes, ist mit der Gabe der kreativen Vorstellungskraft gesegnet, die für jedes Problem eine Lösung findet.**
>
> *Harold Klemp*
> *Die Sprache der Seele*

Unser Ziel ist es, gut zu schlafen und ganz ohne äußere Hilfsmittel wie lebensverkürzende Schlafmittel auszukommen. Dazu ist es vor allem notwendig, den Körper in einen **ausgeglichenen Zustand** zu bringen. **Nur so ist Heilung möglich.** In einem Körper, dessen Nervensystem ständig von Angst und Stress bombardiert wird, ist eine Heilung unmöglich. Wir müssen daher neben der physischen Therapie durch funktionelle Medizin (wie etwa mit Nahrungsergänzungen etc.) immer auch die psychologische Komponente im Auge behalten.

Stress macht krank, verhindert Tiefschlaf

Stress ist unser ständiger Begleiter, heute wie einst. Als der Höhlenmensch sich vor den wilden Tieren und dem Unbill der Naturgewalten schützen musste, lebte er in Angst und Schrecken und war sich einer ständigen Gefahr bewusst. Dieses Muster von Kampf und Flucht ist einem gesunden Körper eigen.

Das Ausschütten von **Adrenalin** und **Cortisol**, wenn Gefahren im Alltag drohen, ist eine notwendige Überlebensreaktion. Ist die Gefahr einmal gebannt, beruhigt und reguliert sich das Nervensystem wieder ganz von selbst. Kann das Nervensystem jedoch nicht in sein **Gleichgewicht** zurückfinden, weil der Verstand immer noch einer realen oder fiktiven Bedrohung nachhängt und die Gefühle das mentale Bild befeuern, ist Tiefschlaf unmöglich.

„Wenn du es eilig hast, gehe langsam."
Konfuzius

Heute leiden unzählige Menschen, die ihren Job verloren haben, unter extremen Existenzängsten. Sie sind nicht nur real und lebensbedrohlich, sondern ziehen sich oft über Tage, Wochen und Monate hin. Wenn sich nun die Räder des Verstandes ununterbrochen um die Existenznot drehen und unsere Ängste die zu bewältigende Not unbarmherzig vor uns herjagen, kann unser Schlafproblem unmöglich gelöst werden.

Wir müssen zuerst, bevor wir irgendwelche anderen Schlafhilfen einsetzen, das **Nervensystem** von Stufe rot auf normal herunterfahren und den Körper in einen Zustand bringen, der Heilung ermöglicht.

Aber neben den Extremsituationen, die ein Leben zerstören können, sind auch Manager und Menschen mit großer Verantwortung oft **Getriebene**. Nicht selten haben sie sich ein Verhaltensmuster angeeignet, nach dem sie handeln. Alex Howard, Gründer der *Optimum Health Clinic*[30], einer der weltweit führenden integrativen Kliniken in den USA, die auf Schlafprobleme und damit verbundene Erkrankungen spezialisiert ist, führt vier Leistungsmuster an, die uns den Schlaf rauben können.

Vier Leistungsmuster, die krank machen

1. Der Leistungsdruck: Selbst auferlegt, ist man getrieben, ständig beschäftigt zu sein und die beste Leistung zu erbringen, um sein Selbstwertgefühl zu steigern.

2. Das Helfersyndrom: Man misst seinen Wert an den Aktivitäten und Hilfen, die man anderen entgegenbringt. Oft vergisst man dabei, auf sich selbst und seine eigenen Bedürfnisse zu achten.

3. Der Perfektionist: Man macht sich sein Leben damit schwer, dass man Perfektionismus auf die Spitze treibt. Oft erledigt man alle Arbeiten selbst und kann nicht delegieren.

4. Der Kontrollfreak: Man übernimmt Verantwortung für alles und jeden und hält die Kontrolle selbst in fester Hand, um sicherzugehen, dass alles seine rechte Ordnung hat.

Alle vier **Leistungsmuster sind ebenso Schlafmuster**, denn sie führen unweigerlich zu Stress, Überlastung und nervlicher Anspannung und dadurch zu unruhigem Schlaf. Man bürdet sich immer mehr Lasten auf, und der kumulierte Effekt körperlicher und geistiger Überanstrengung führt letztendlich zu **chronischen Schlafproblemen**. Wir müssen daher erkennen, dass wir zuerst die Muster korrigieren müssen, bevor wir auf andere Maßnahmen zur Schlafregulierung setzen können.

Die vier Gehirnwellenmuster

Unser Gehirn arbeitet Tag und Nacht in einer Sequenz von bestimmten hoch- und niederfrequenten Mustern oder Wellen (Beta, Alpha, Theta und Delta), um unseren Lebensrhythmus zu unterstützen.

Gehirnwellen	Gehirntätigkeit
Beta Wellen	Arbeit: Ein hochkonzentrierter und vielbeschäftigter Geist, Konzentration, Fokus
Alpha Wellen	Entspannung: Eine entspannende Bewusstseinsphase, Gebet, Meditation
Theta Wellen	Träume, Tagträume: Wenn wir plötzlich in einem Meeting oder in der Schule verwundert aus unserer „Traumwelt aufwachen".
Delta Wellen	Tiefschlaf: Viele lebenswichtige Prozesse laufen in diesem Stadium im Körper ab.

Während **Beta Wellen** Konzentration, Fokus und geistige Arbeit unterstützen, wollen Gebet, Meditation, Yoga, EFT

(*Emotional Freedom Technique*), Musikhören und andere beruhigende Aktivitäten die **Alpha Wellen** kultivieren. Träume spielen sich im Bereich der **Theta Wellen** ab, und wenn wir nicht wissen, wie wir von A nach B gekommen sind, dann waren wir mit Tagträumen beschäftigt. Im Tiefschlaf arbeiten die Wachstumshormone, und das Immunsystem ist in dieser Phase besonders aktiv. Bei genügend **Delta-Schlaf** fühlen wir uns beim Erwachen erfrischt und regeneriert.

Wie kleine Kinder im Wachzustand träumen und lernen

Ein Kind von Geburt bis zu drei Jahren befindet sich, wenn es im Wachzustand ist, im Delta „Schlaf", dem **Tiefschlaf**. Kinder im Alter von drei bis sechs Jahren wachen und spielen im Theta Traumzustand. Das Gehirn nimmt in diesem Tiefschlaf- und Traumzustand in einer Sekunde **eine Million Mal mehr Informationen** auf als das Gehirn eines Erwachsenen, das pro Sekunde nur vierzig Inhalte verarbeiten kann. Die Lernkapazität von kleinen Kindern ist also vierzig Millionen Mal größer, sagt Andreas Bernknecht, Europas führender Experte und Entwickler der Methode für ganzheitliche Persönlichkeitsentwicklung[31]. Sie saugen „alles" wie ein Schwamm auf, lernen Sprachen spielend leicht und speichern alle Informationen, gute wie schlechte, die die Umwelt ihnen bietet. So werden Menschen „geprägt".

Der Geist schläft nie

Menschen, die tagsüber erhöhtem Stress ausgesetzt sind, etwa durch **Überarbeitung oder Ängste**, und es oft gar nicht merken, erreichen eine hohe Beta-Wellen-Tätigkeit. Dieser Zustand verlangt viel Kraftstoff für das Gehirn und das Nervensystem. Nachts, wenn wir schlafen, werden all die Erlebnisse des Tages verarbeitet, und je mehr emotional belastet wir sind, desto lebendigere Träume könnten wir haben. Zudem **kommt der Tiefschlaf zu kurz**, wenn wir tagsüber geistig und emotional überaktiv waren. Dann sorgt der Theta-Schlafrhythmus nämlich auf Kosten des Delta-Tiefschlafs dafür, die angefallenen geistigen Inhalte und Emotionen des Tages zu verarbeiten.

Doch beachte: Der Verstand unterscheidet nicht zwischen einem realen und einem imaginativen Vorkommnis in unserem Leben. Wenn der Verstand immer wieder an einem lebhaft vorgestellten Problem kaut, das unter Umständen einmal Realität werden könnte und vor dem wir schon jetzt Angst haben, dann wird diese unerwünschte Situation gemäß dem Gesetz der Anziehung mit Sicherheit in unser Leben treten.

Die Emotionen geben den Gedanken Kraft und Leben. Das negative Ereignis, das wir mit unserer Angst eigentlich vertreiben wollten, wird in jeder einzelnen unserer Zellen lebhaft gespeichert. Das Resultat: Das traumatische Ereignis wird schließlich manifestiert, im Äußeren (in unseren Lebensumständen) wie im Körper (in unserer Gesundheit).

Auf diese Weise entsteht jede Krankheit, auch die chronische Schlafkrankheit. Mit dem Schlafentzug werden wir noch weniger Kraft für die Regeneration zur Verfügung haben, um wieder gesund zu werden. Es ist ein Circulus vitiosus.

Finde die Ursache deiner Schlafprobleme

Es ist daher von größter Wichtigkeit, zuerst die Ursache für unser Schlafproblem zu finden und an ihrer Beseitigung zu arbeiten, bevor wir wieder gut schlafen können. Stress jeder Art, negative Leistungsmuster und nicht hinterfragte Verhaltensweisen, ernährungsbedingte Mangelerscheinungen sowie die Unfähigkeit, abzuschalten, auszuspannen und in sich selbst Frieden zu finden, sind Auslöser von Schlaflosigkeit.

Ätherische Öle beruhigen den Verstand

Ein **überaktiviertes** Nervensystem, das aus dem Ruder läuft, kann sich durch ätherische Öle tagsüber und nachts beruhigen. Dadurch können wir besser schlafen. Ätherische Öle sind geradezu dazu geschaffen, uns **Frieden und Gleichgewicht** auf allen Lebensebenen zu bringen.

- Um abends zur Ruhe zu kommen nimmt man ein Fläschchen eines duftenden ätherischen Öls, das aus Blüten, Blättern, Wurzeln und Harzen direkt aus der Natur gewonnen wurde, und **riecht** daran.
- Man riecht auch an einem Ölfläschchen, wenn untertags eine Stresssituation aufkommt und wir schnell wieder **in Balance kommen** wollen, um unser Nerven- und Immunsystem zu entlasten.
- Ätherische Öle wie **Pfefferminze** und **Zitrone** helfen uns, hellwach, mit Fokus und Konzentration, bei der Arbeit zu sein.

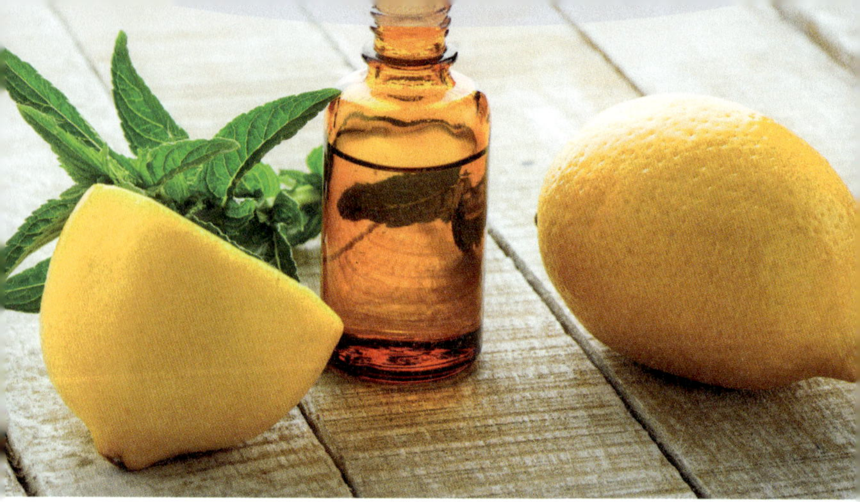

- Wenn wir abends zur Ruhe gehen, begleiten etwa **Lavendel** und **Weihrauch** uns sanft in den Schlaf, während sie unserem Körper helfen, die Tagesereignisse in unserer Erinnerung zu entschärfen und zu verarbeiten.

Schlaf ist ein natürlicher Prozess

Wenn wir nicht schlafen können, halten wir an etwas fest. Wir widersetzen uns dem natürlichen **Fluss des Lebens**, der uns ruhig und sicher durch den Tag tragen will. Stattdessen hetzen wir uns ab, um zurechtzukommen. Doch wir kommen niemals „zu spät", denn das Gesetz des Lebens lehrt, dass wir immer **zur rechten Zeit am rechten Ort** sind. Dieses Wissen bringt Gelassenheit und erspart viel Stress und ungesunde Aufregung.

Strategien für die Lösung der Schlafblockade

Wir müssen also herausfinden, was unserem gesunden Schlaf im Wege steht. Das ist für jeden von uns verschieden. Ist es **Stress** pur, hervorgerufen durch die Arbeit, durch geistige, emotionale oder körperliche Probleme? Ist unser Verstand mit der Finanzkrise beschäftigt? Haben wir die Arbeit verloren und wissen nicht, wie wir unseren Lebensunterhalt verdienen sollen? Warten wir nach einem medizinischen Test auf das gefürchtete Urteil des Arztes, ob es nun Krebs oder doch harmlos ist?

Homöostase ist für das Überleben notwendig

So wie ein homöostatisches Gleichgewicht für den Blutdruck oder Blutzucker gefunden werden muss, so müssen wir dringend unser **Nervensystem** ins Gleichgewicht bringen. Ätherische Öle helfen dabei! **Öle zur Stressbewältigung** sind unter anderem **Weihrauch, Lavendel, Mandarine** oder **Balsamtanne**.

Auch folgende Strategien helfen:

Das Bewusstsein schärfen

Werde dir des zugrunde liegenden Problems bewusst, das dich nachts wach hält und nicht einschlafen lässt. Das Bewusstwerden eines Problems ist der erste Schritt zu einer Lösung.

Neue Gewohnheiten trainieren

Wir müssen das Nervensystem neu programmieren. Wir müssen unsere Gewohnheiten neu trainieren, die uns daran hindern, unser Problem loszulassen.

Das Loslassen alter Gedankenmuster

Depression:

Bist du ständig traurig? Ziehe deine Mundwinkel in die Höhe! Was sich anfangs wie eine Grimasse anfühlt, wird schnell zu einem sanften **Lächeln**. Mit dem Lächeln kommt die Herzensfreude. Stress löst sich auf.

Probiere es aus! Es funktioniert wirklich, denn der Körper kann zwischen tatsächlich und vorgespielt nicht unterscheiden. Er weiß nicht, ob du ihm etwas vormachst oder es ernst meinst. Der Körper nimmt, was du ihm gibst, und führt es aus. So einfach ist das. **Lächle also, wenn du traurig bist, um dein Gemüt auszugleichen.**

TIPP:

Rieche an einem Ölfläschchen, und du wirst automatisch lächeln. Ätherische Öle sind geniale Hilfsmittel in jeder Lebenslage. Sie machen glücklich.

Angstszenarien (TV):

Wenn wir unseren Verstand vor dem Schlafengehen mit Horrorszenarien wie Nachrichten füttern, sollten wir uns nicht wundern, wenn der Verstand treu daran arbeitet, diese Inhalte aufzuarbeiten, und uns nicht einschlafen lässt.

TIPP:

Um unsere Nerven zu entlasten und in einen sanften Schlaf zu gleiten, sollten wir vor dem Schlafengehen Ruhe, Harmonie und Besinnung pflegen (anhebende Musik, Meditation, Gebet). Diese Gemütsverfassung trägt uns in einen sanften, gesunden Schlaf.

Finanzieller Ruin:

Hast du deine Lebensgrundlage verloren? Sind es finanzielle Sorgen oder der Verlust deines Vermögens, die dich zur Zeit verzweifeln lassen? Dann mache dir bewusst: **Es gibt eine Lösung für jedes Problem.** Es ist genug für alle da.

Das Geheimnis des Erfolgs ist die Problemlösung.

Harold Klemp
Uralte Weisheit für die heutige Zeit

Besonders vor dem Schlafengehen tauche ein in das volle Wissen um deine von Gott gegebene Fähigkeit, deine Welt zu erschaffen. Träume mit der kreativen Kraft deines Vorstellungsvermögens und experimentiere. **Erträume dir eine neue Welt, in der du glücklich bist,** und deine nächtlichen Träume werden dir flüchtige Gedanken zutragen, die dich an dein Ziel führen können, wenn du auf ihre Botschaft achtest. Du wirst zu der Erkenntnis gelangen, dass du niemals alleine bist, dass die gesamte Schöpfung bereitsteht, um dir zu helfen.

TIPP:
Bei Existenzangst unterstützen erdende, aufrichtende ätherische Öle wie Zedernholz, Sandelholz oder Weihrauch.

Einsamkeit:

Haben sich deine gewohnten Lebensumstände plötzlich dramatisch verändert, und **du fühlst dich allein gelassen und verlassen?** Beim Gedanken an dein verlorenes Glück stöhnt dein gebrochenes Herz, und du weinst dich schließlich in den erlösenden Schlaf?

Es braucht Zeit, um die Wunden des Herzens zu heilen. Nachts, im tiefen, traumlosen Schlaf, räumen deine Gedanken die zerbrochenen Scherben auf, flicken die zerrissene Tapisserie des Lebens wieder zusammen und lassen dich ein neues Bild der Hoffnung sehen. Langsam, oft über einen längeren Zeitraum hinweg, zeitigt der heilsame Schlaf Erfolge.

Dann wirst du eines Tages erkennen: **Alles, was uns widerfährt, ist ein Geschenk der Liebe.** Aus der spirituellen Sicht ist jeder Stolperstein im Leben eine große Chance, etwas Wichtiges, Neues zu lernen. Wollen wir nicht Freiheit, Weisheit und die Macht der Liebe kennenlernen und leben?

All unser Hab und Gut, im Materiellen wie im Geistigen, ist nur eine Leihgabe, die eines Tages zurückgegeben werden muss. Am Tag des großen Abschieds kannst du nichts mit dir mitnehmen als „dich selbst“. Und **du selbst bist der Geist der Lie-**

be. Es ist der Geist der Liebe, den du in diesem Leben gepflegt hast, die Freude, die in deinem Herzen lebt, die Kraft der Güte, die dich beseelt. All das nimmst du mit in das nächste Leben – nichts sonst.

TIPP:
Das Öl der Freude, Rose, ist mit seinem betörenden Duft ein gütiges Mittel der Natur, um dich auf deinem Weg zu geleiten.

Der Schlaf, der kleine Bruder des Todes

Wenn wir in den Schlaf sinken, vergessen wir die Umgebung um uns herum, und unser Bewusstsein gleitet in eine andere Welt hinüber.

> Wir sind **Bewusstsein, unsterbliche Seele.** Seele schläft nie und lebt ewig. Unser Körper, die Gefühle und der Verstand, unsere Hilfsmittel im Leben, sind nur Leihgaben, die die Seele beim Verlassen des Körpers nicht mehr braucht und zurücklässt.

Genauso wie beim Einschlafen, wenn unser Bewusstsein in eine andere Welt geht, verhält es sich im Augenblick des Todes. Davor fürchten sich so viele Menschen grundlos. **Wir treten mit unserem Bewusstsein** – mit all dem, was wir im Herzen tragen – **in eine neue Welt ein**, die körperliche Schmerzen und Krankheiten nicht kennt.

Beim Schlaf – wie im Tod – ist es oft so, dass wir nicht **abschalten und loslassen** können. Unsere Gedanken drehen sich im

Kreis. Wir erinnern uns an unsere Taten und die Dinge, die wir verabsäumt, und die Lebensaufgabe, die wir vielleicht nicht erfüllt haben. Wir sehen das Unrecht und die Tränen, die wir verursacht haben, und die uns angetan wurden. Die Gedanken drehen sich wie ein schwindelerregender Kreisel im Kreis, die einen nicht loslassen. Das nennt man Todeskampf, wenn der Mensch nicht loslassen kann. **Das Loslassen ist für das Einschlafen und Entschlafen von größter Bedeutung.**

TIPP:

Tröstliche, heilende ätherische Öle – Rose, Sandelholz, Weihrauch, Myrrhe oder Balsamtanne – helfen uns dabei, die schwindelerregenden Gedanken zu beruhigen und das Leben so anzunehmen, wie es ist. Wir akzeptieren alles, was wir gelernt haben, und all das, was es noch zu lernen gilt.

Aber wie lässt man los, um schlafen zu können?

Strategien zum Loslassen:

- Sich bewusst sein, wo man steht, und Achtsamkeit üben.
- Gebet, Meditation oder Kontemplation im Herzen nähren.
- Ätherische Öle einatmen.
- Autogenes Training üben.
- Sich durch eine geführte Entspannung leiten lassen.
- Sanfte Bewegungstherapie mit Musik ausführen.
- Affirmationen, das Audioprogramm *Schnelle Hilfe bei Schlafstörungen*[32] oder Meditationsmusik[33] anhören.

Eine spirituelle Übung

Bist du mit deinem Latein am Ende, weißt dir keinen Rat mehr, wie du dein Schlafdefizit wieder auffüllen und dein Leben in geordnete Bahnen lenken sollst? Dann willst du vielleicht zu diesem Hilfsmittel – einer *Spirituellen Übung* (Kontemplation) – greifen:

Schlafe ein in den Armen der Liebe

Wiege dich in den Ruhezustand mit dem **Ton des Lebens**, der durch die Universen singt und jedes Leben am Leben erhält. Du kannst diesen heilenden Ton im Wind erahnen, der die Blätter der Bäume zum Raunen und Rauschen bringt, im summenden Grollen der Flugzeugmotoren, die über den Wolken am Himmel dahinziehen, im Lärm der Großstadt und im Lachen und Weinen eines Kindes.

Der Ton ist wie ein goldener Faden, der in das Gewand des Lebens gewoben ist. **Der Ton ist HU** (gesprochen: hjuuu). HU ist der Ton der Seele, der Trost und Hoffnung schenkt, wenn das Leben zu hart und unerträglich wird.

Sing HU, ein Liebeslied an Gott, um Ruhe und Frieden, Freude und Liebe in deinem Herzen zu finden. Wenn das Gefüge der Ordnung zusammenbrechen und Blitze und Stürme dich in Angst und Schrecken versetzen sollten, singe HU[34], um dein Herz für die Liebe Gottes zu öffnen. **Du bist nie allein.**

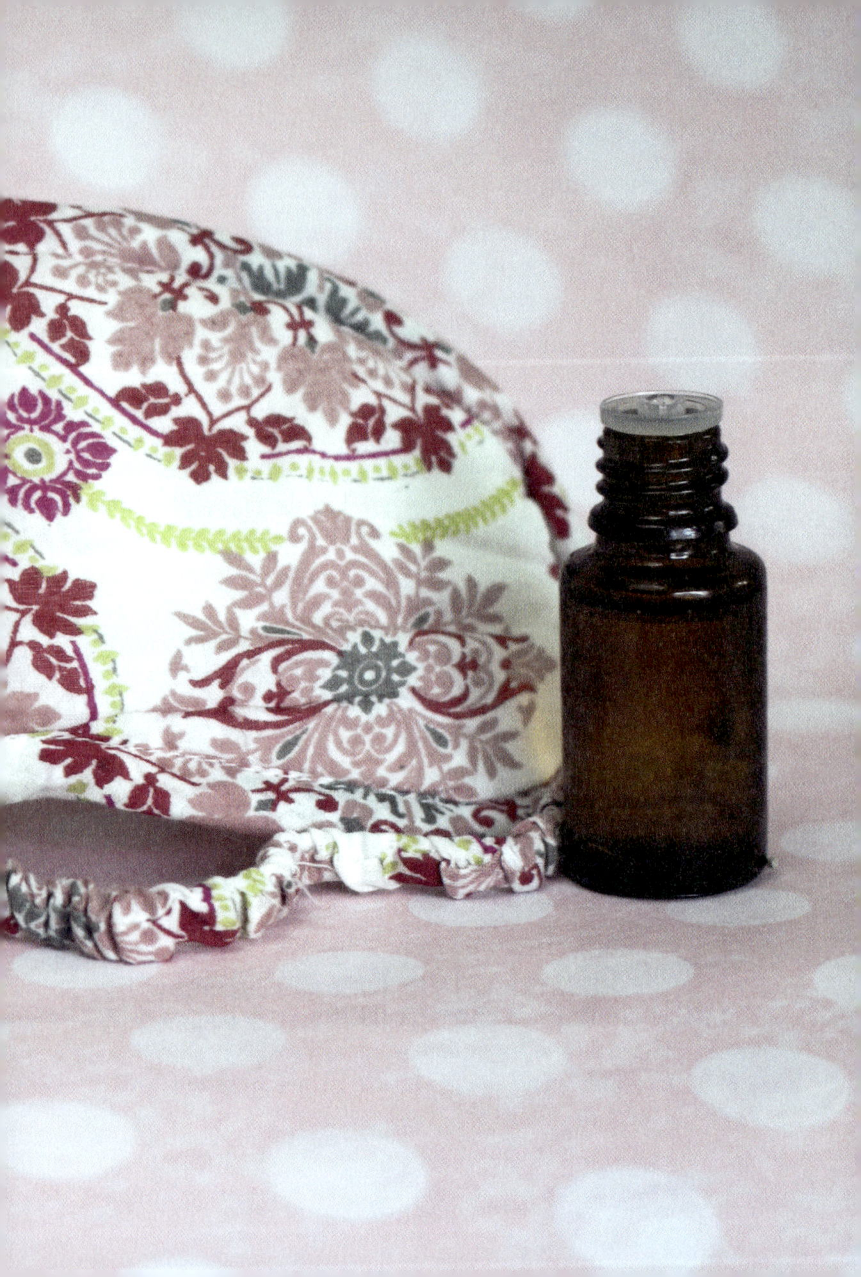

Anwendung ätherischer Öle bei verschiedenen Schlafproblemen

Man begegnet verschiedenen Ursachen von Schlafstörungen mit unterschiedlichen ätherischen Ölen. Hier sind einige Beispiele angeführt.[35]

Stresshormone rauben den Schlaf

Schlaflosigkeit (Insomnia) ist mehr eine **Angststörung** als eine Schlafstörung. Das Gehirn arbeitet wie ein Süchtiger auf Hochtouren. Dieser Stress aktiviert eine akute Wachsamkeit und unterdrückt dadurch den Schlaf. Stresshormone werden in den Nebennieren produziert.

TIPP:

Benutze ätherisches Zedernholzöl für die Füße, bevor du zu Bett gehst. Es stimuliert die Zirbeldrüse, die natürliches Melatonin freisetzt, und ist gut für das Gehirn, da Zedernholz reich an Sesquiterpenen [Gehirnnahrung] ist.

Ätherische Öle bei Angst:

Baldrian, Lavendel, Bergamotte, Orange, Zitrone, Kamille, Baldrian, Melisse, Copaiba, Majoran, Muskatellersalbei, Wacholder, Weihrauch, Sandelholz oder Zedernholz.

Nebennieren-Burnout

Die Nebennieren produzieren einerseits Stresshormone und andererseits die sogenannten Glucocorticoide und Aldosteron. Das sind Hormone, die den Blutdruck und den Mineralhaushalt direkt beeinflussen und dabei helfen, die Umwandlung von Kohlenhydraten in Energie zu regulieren.

Eines der Symptome von **Nebennieren-Burnout** ist **Sucht**. Sind Menschen nach Glücksspiel, Zucker, Koffein oder Nikotin süchtig, ist dies ein Zeichen dafür, dass etwas mit den Nebennieren nicht in Ordnung ist. Nebennieren-Stress verursacht unzählige Gesundheitsprobleme wie Angst, Depression, chronische Müdigkeit und **Schlafprobleme**, Blutdruckprobleme, Diabetes, Übergewicht und vieles mehr.[36] Ein weiteres Zeichen, dass etwas mit den Nebennieren nicht stimmt, ist der **Schwindelanfall** bei zu schnellem Aufstehen. Auch kann man unter Stress niemals abnehmen, denn die übermäßige Cortisol-Sekretion führt zu erhöhter **Fettablagerung**.

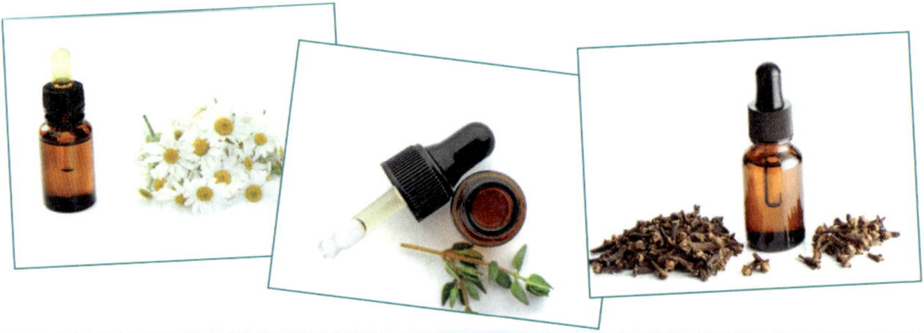

Ätherische Öle bei Sucht:

Ledum, Deutsche Kamille, Thymian, Gewürznelke.

Schlafentzug durch Stress

Selbst kurzfristiger Schlafentzug kann die Glukosetoleranz senken und den **Cortisolspiegel** erhöhen. Studien zeigen, dass ein Wachzustand von mehr als zwanzig Stunden zu einer Beeinträchtigung führt, die einer Blutalkoholkonzentration von 0,08 entspricht!

- Ein längerer Schlafmangel versetzt den Körper in einen konstanten Stresszustand, der dazu führt, dass er kontinuierlich **Cortisol** in den Blutkreislauf pumpt, wodurch der Körper seinen Glukosespiegel als Reaktion auf den wahrgenommenen Stress erhöht.
- Der erhöhte Glukosespiegel veranlasst den Körper dann, immer mehr **Insulin** auszuschütten, um den Glukosespiegel zu senken.
- Im Laufe der Zeit führt dies zu **Insulinresistenz** und letztendlich zu **Diabetes**.

Stress jeder Art muss in der limbischen Region des Gehirns bewältigt werden. Dafür stehen folgende Öle zur Verfügung.

Ätherische Öle bei Stress:

Rosenholz, Weihrauch, Fichte, Lavendel, Balsamtanne, Muskat, Nelke, Schwarzer Pfeffer, Zitrone und Rosmarin.

Auch B-Vitamine helfen bei Stress.

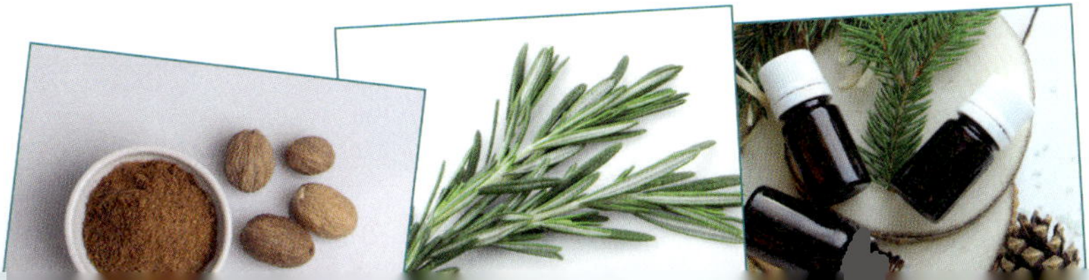

Sport kann süchtig machen

Übermäßiger Sport kann ebenfalls süchtig machen und die Nebennieren bis zum Burnout erschöpfen. Daher sollten Menschen mit dem Burnout-Syndrom ihre Sportaktivitäten auf ein Minimum reduzieren, um Energie zu sparen und den Nebennieren die Chance zu geben, sich zu regenerieren.

Entspannungsübungen zur Schonung der Nebennieren

- Dehnübungen
- Gemütliches Wandern
- Yoga
- Tai Chi
- Qigong
- Atemübungen
- Meditation

Rezept zur Unterstützung der Nebennieren:

4 Tropfen Muskatnuss
3 Tropfen Nelke
7 Tropfen Rosmarin CT Cineol
20 Tropfen Massageöl

Anwendung:

- Kompresse, warm, über die Nebennieren (auf dem Rücken, über den Nieren) auflegen.
- Zur Verdauung: Kapsel (nach Absprache mit deinem Gesundheitsexperten) einnehmen.

Schlaflosigkeit und ihre vielen Ursachen

Schlaflosigkeit kann unter anderem durch Darm- oder Lebertoxizität, schlechte Herzfunktion, negative Erinnerungen und Traumata, Depressionen, Mineralstoffmangel, Hormonstörungen oder Schilddrüsenunterfunktion verursacht werden.

Der Duft vieler ätherischer Öle kann durch seinen Einfluss auf die limbische Region des Gehirns eine beruhigende Wirkung auf Körper, Geist und Emotionen ausüben.

Ätherische Öle bei Schlafstörungen:

Lavendel, Baldrian, Goldrute, Majoran, Römische Kamille und Orange.

Rezept bei Schlaflosigkeit:

12 Tropfen Orange
8 Tropfen Lavendel
4 Tropfen Balsamtanne
3 Tropfen Geranie
2 Tropfen Römische Kamille

Anwendungen:

- Inhalation: Diffuser, 30-60 Minuten vor dem Schlafengehen
- 1-3 Tropfen unverdünntes ätherisches Öl auf ein Baumwolltuch auftragen und auf oder in die Nähe des Kopfkissens legen
- Massage: 1-3 Tropfen auf Schultern, Magenbereich und Fußsohlen auftragen.
- Badesalz: Ein warmes Bad mit einem Esslöffel Bittersalz oder Meersalz und 5 Tropfen eines ätherischen Öls kurz vor dem Schlafengehen genießen.

Schlaf zu opfern, ist, deine Intelligenz zu opfern.[37]

Schilddrüsenfehlfunktionen und Schlafprobleme

Die Schilddrüse ist die **Energiedrüse** des menschlichen Körpers und produziert T3- und T4-Schilddrüsenhormone. Sie steuert den Stoffwechsel des Körpers und andere lebenswichtige Funktionen wie Verdauung, Kreislauf, Immunfunktion, Hormonhaushalt und unsere Emotionen.

Die Schilddrüse wird von der Hypophyse gesteuert, die der Schilddrüse signalisiert, wann sie Schilddrüsenhormone produzieren soll. Die Hypophyse wiederum wird durch chemische Signale gesteuert, die vom Hypothalamus gesendet werden und den Hormonspiegel im Blutstrom überwachen.

Ätherische Öle bei Hyperthyreose (Basedow):

Myrrhe, Fichte, Blauer Rainfarn und Zitronengras.

Ätherische Öle bei Hypothyreose (Hashimoto):

Ledum, Myrte, Pfefferminze, Grüne Minze,
Myrrhe und Zitronengras.

Melatonin-Ungleichgewicht:

Ein Mangel an Melatonin und anderer Schlüsselhormone kann **Schlaflosigkeit** verursachen. Es empfiehlt sich, eine Leberreinigung durchzuführen sowie die Yamswurzel als Hormoncreme oder -gel und hormonunterstützende Öle anzuwenden, die für Ausgleich sorgen.

Hormonunterstützende ätherische Öle:

Salbei, Muskatellersalbei, Basilikum, Thymian, Lavendel, Zitrone und Pfefferminze.

Depression – Wenn die Sonne im Herzen erlischt

Das Vernebeln oder das direkte Einatmen von ätherischen Ölen kann sich unmittelbar proaktiv auf die Stimmung auswirken. Der **Geruchsinn** ist das einzige Sinnesorgan, das direkte Auswirkungen auf die limbische Region des Gehirns hat. Studien an der *Universität Wien* haben gezeigt, dass einige ätherische Öle und ihre Hauptbestandteile (*Cineol*) die Durchblutung und Aktivität in den emotionalen Regionen des Gehirns stimulieren können.[38]

Klinische Studien an der Abteilung für Psychiatrie der *Mie University of Medicine* zeigten, dass **Zitrone** beim Einatmen nicht nur Depression, sondern auch Stress reduziert.[39]

Ätherische Öle bei Depression:

Eucalyptus globulus, Zitrone, Jasmin, Rose, Geranie, Myrrhe, Lavendel, Orange, Grapefruit und Weihrauch.

Anwendungen:

- **Inhalation:** Vernebeln mittels eines Aroma-Diffusers, zwanzig Minuten, dreimal täglich
- **Direkte Inhalation:** mehrmals täglich

Alzheimer und andere neurologische Krankheiten

Der Duft der ätherischen Öle übt einen starken Reiz auf das limbische System im Gehirn aus. Amygdala, Hippocampus, Thalamus und Hypothalamus wirken zusammen und dienen als Sitz des Gedächtnisses, der Emotionen, inklusive aggressives Verhalten, steuert.

Die Fähigkeit der ätherischen Öle, die **Blut-Hirn-Schranke** zu überqueren, bietet ein enormes therapeutisches Potenzial gegen neurologische Erkrankungen wie Parkinson, Alzheimer und Multiple Sklerose.

Alzheimer-Patienten haben nahezu doppelt so hohe Homocysteinwerte im Blut. Aluminium steht bekanntlich mit Alzheimer-Erkrankung in Verbindung. Trotzdem wird unsere ältere Generation aufgerufen, zur Impfung zu gehen, welche bekanntlich Aluminium enthält!

Wissenschaftliche Studien belegen, dass **Pfeffer-, Grapefruit-** und **Fenchelöle** die Gehirnaktivität stimulieren.[40] **Pfefferminzöl** hat sich beim Schutz vor Stress und Toxinen in Gehirnzellen als wirksam erwiesen.[41] Dr. Richard M. Restak, ein führender Neurologe in Washington, D.C., erklärte, dass die Aufrechterhaltung einer normalen synaptischen Feuerung viele Arten von neurologischer Verschlechterung im Körper verhindern würde.[42]

Ätherische Öle mit hohem Gehalt an Sesquiterpenen:

Vetiver, Zedernholz, Vitex, Patschuli, Deutsche Kamille, Myrrhe, Melisse, Sandelholz und Weihrauch.

Ätherischen Öle, die die Gehirntätigkeit anregen:

Zedernholz, Vetiver, Sandelholz, Ingwer, Vitex, Deutsche Kamille, *Eucalyptus globulus*, Immortelle, Spikenard und Weihrauch.

Anwendungen:

- **Massage:** Bei Bedarf 1-2 Tropfen direkt auf die Hirnreflexzentren auftragen: Stirn, Schläfen, Knochen direkt hinter den Ohren und Hirnstammbereich an der Schädelbasis.
- Bei neurologischen Erkrankungen arbeitet man die Wirbelsäule **vom Kopf abwärts** (entgegen normaler Massagepraxis).
- **Fußreflexzonen-Massage:** Täglich 1-2 Tropfen auf die Gehirnpunkte auftragen (rechter Fuß, mittlere Zehe).

Konzentrationsverlust durch Schlafdefizit

Der gefährliche „Sekundenschlaf" hat so manchen Autofahrer in den Tod gerissen. Unaufmerksamkeit bei der Arbeit kann zu verheerenden Arbeitsunfällen führen. Aufmunternde, wachrüttelnde Öle sind Helfer in der Not, wenn es notwendig ist, kurzfristig Erleichterung zu finden.

Ätherische Öle für Konzentration:

Pfefferminze, Zitrone, Lavendel, Basilikum, Bergamotte, Rosmarin, Muskatellersalbei, Kardamom und Weihrauch.

Anwendungen:

- **Massage:** Nach Bedarf 1-2 Tropfen unverdünnt auf die Fußreflexzonen auftragen (siehe obige Anwendung)
- **Inhalation:** Nach Bedarf, direkt, mehrmals pro Tag

Gedächtnisstörungen und unsere Emotionen

Ätherische Öle verbessern die Gedächtnisleistung, indem sie die **Öffnung emotionaler Blockaden** stimulieren. Emotionales Gleichgewicht ist die Voraussetzung für einen gesunden Schlaf.

Pfefferminze verbessert die geistige Konzentration und das Gedächtnis, laut einer 1994 durchgeführten Studie von Dr. William N. Dember an der *Universität von Cincinnati*[43]. Es zeigte, dass das Einatmen von Pfefferminzöl die geistige Genauigkeit um 28% erhöhte. Es wurde auch berichtet, dass der Duft von **Zitronenöl** die Merkfähigkeit eindrucksvoll erhöht.

Ätherische Öle bei Gedächtnisstörungen:

Pfefferminze, Rosmarin *CT 1,8 Cineol*, Vetiver, Basilikum, Rose, Zitrone und Kardamom.

Rezept 1 für ein starkes Gedächtnis:

5 Tropfen Basilikum
10 Tropfen Rosmarin CT Cineol
2 Tropfen Pfefferminze
4 Tropfen Helichrysum

Rezept 2 für ein starkes Gedächtnis:

4 Tropfen Lavendel
3 Tropfen Geranie
3 Tropfen Rosenholz
3 Tropfen Rosmarin CT Cineol
2 Tropfen Mandarine
1 Tropfen grüne Minze
2 Tropfen Rainfarn

Anwendungen:

- **Massage:** Verdünnung 20:80, 1-3 Tropfen auf Schläfen, Stirn, Knochen hinter den Ohren und den Hirnstamm (Nacken) auftragen.
- **Inhalation:** Direkt, mehrmals pro Tag nach Bedarf[44]

Das obstruktive Schlafapnoe-Syndrom

Dieser Zustand ist durch periodisch wiederkehrende **Atemstillstände** (Apnoen) und durch lautes **Schnarchen** gekennzeichnet. Zudem fehlt dem Schläfer der wichtige Traumschlaf für die seelische Erholung. Dieser Zustand sollte von einem Gesundheitsexperten behandelt werden. Ein Überdruck-Beatmungsgerät (nCPAP) kann das Auftreten obstruktiver Apnoen verhindern und einen ungestörten Schlaf herbeiführen.

Achtung: Laut DGSM (*German Sleep Society*) können Schlafstörungen wie Apnoe erhöhten Blutdruck, erhöhte Neigung zu Schlaganfall, Herzrhythmusstörungen und den plötzlichen Herztod begünstigen, weil sie Schäden an den Gefäßen verursachen.

Eine **seitliche Schlafposition** wirkt unterstützend bei Schlafaussetzern und Schnarchen.

Anstrengende körperliche, emotionale und geistige **Aktivitäten** vor dem Schlafengehen sind zu unterlassen.

Es ist auf ein bequemes **Bett** und ein schlafförderndes **Ambiente** zu achten. Der Schlafraum sollte kühl, aber nicht zu kalt, und möglichst komplett abgedunkelt sein.

Ätherische Öle bei Apnoe:

Pfefferminze, Rosmarin, Basilikum und Kardamom.

Anwendung:

Während des Schlafens vernebeln; vor dem Schlafengehen auf die Fußsohlen reiben.

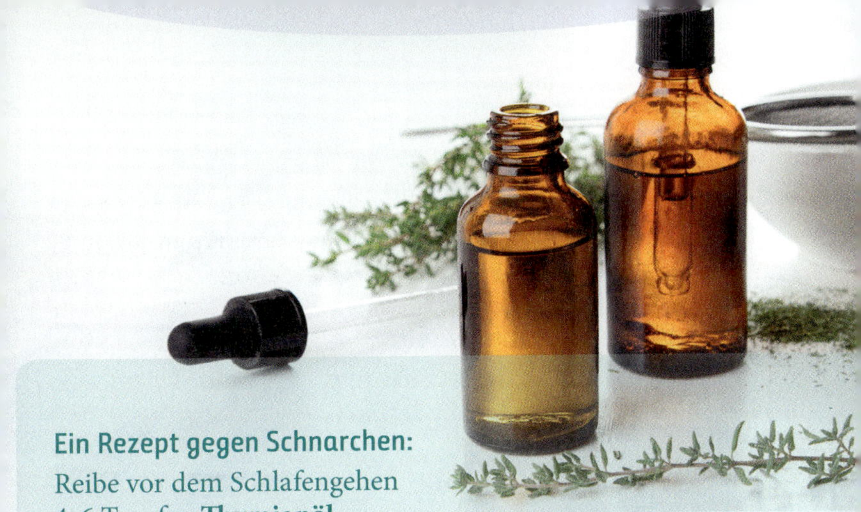

Ein Rezept gegen Schnarchen:
Reibe vor dem Schlafengehen 4-6 Tropfen **Thymianöl**, 50:50 mit reinem Pflanzenöl verdünnt, auf die Fußsohlen.

Lebergifte und die Organuhr

Tritt die Schlaflosigkeit zwischen 1:00 und 3:00 Uhr nachts auf, verweist die Organuhr auf die Leber und kann ein Anzeichen für Leberprobleme sein. Hier hilft eine Leberreinigung mit ätherischen Ölen wie Ledum, Immortelle und Selleriesamenöl. Ätherische Öle unterstützen die Leber und die Entgiftung über die Lymphe. Wut und Frustration sind in der Leber gespeichert, Gefühle, die selbst Gifte für den Körper produzieren und schließlich zu einer Entgleisung führen können.

Ätherische Öle bei Leberbeschwerden:
Ledum, Immortelle und Selleriesamenöl.

ADS-ADHS und Schlaflosigkeit

Kinder und Erwachsene leiden oft unter schlaflosen Nächten aufgrund ihrer Hyperaktivität.

Ätherische Öle bei Hyperaktivität:

Lavendel, Tanne, Mandarine, Kamille, Patschuli, Ylang Ylang, Orange, und Zedernholz.

Schmerz und Schlaflosigkeit

Schmerzen wie Knie-, Rücken- und Nackenschmerzen tragen am häufigsten zu Schlaflosigkeit und unruhigem Schlaf bei.

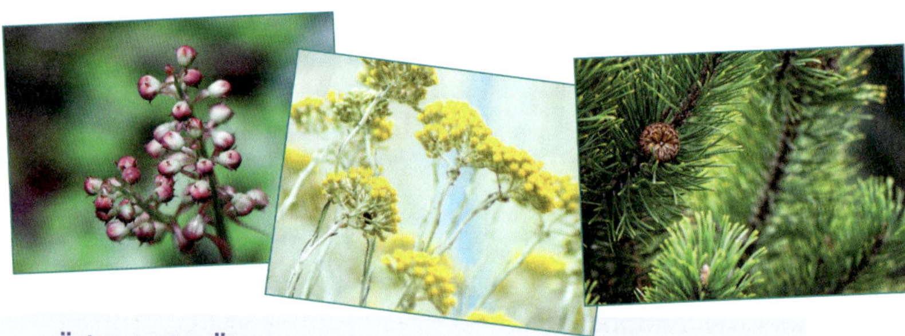

Ätherische Öle:

Wintergrün, Immortelle, Nelke, Pfefferminze, Fichte, Kiefer und Balsamtanne.

Anwendung:

Man trägt das Öl in Verdünnung auf die schmerzenden Stellen oder Fußsohlen auf.

Ein geschwächtes Immunsystem

Viren und Parasiten könnten dich wachhalten!

Ätherische Öle gegen Krankheitskeime:

Zimt, Nelke, Zitrone, Rosmarin, Eukalyptus, Pfefferminze, Oregano, Teebaumöl und Thymian.

Ernährung und der gesunde Schlaf

Bestimmte Lebensmittel verhindern einen angenehmen Schlaf; und Essen nach 17:00 Uhr erlaubt nicht genügend Zeit für eine ausreichende enzymatische Verdauungstätigkeit. Zur Unterstützung bieten sich säurebindende Lebensmittel sowie verdauungsfördernde Öle an.

Ätherische Öle zur Verdauung:

Zitrone, Pfefferminze, Fenchel, Anis, Ingwer und Wacholder.

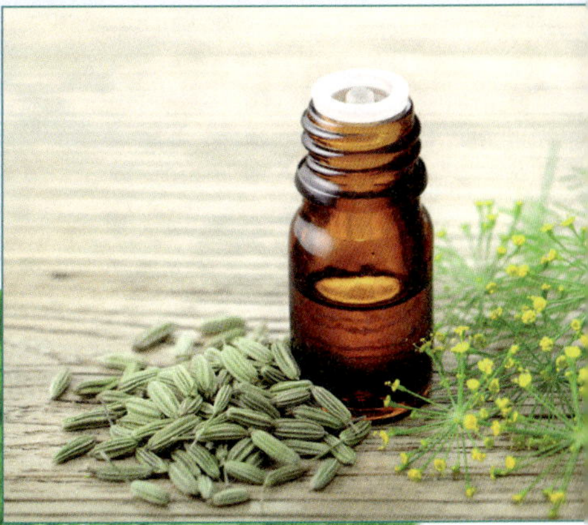

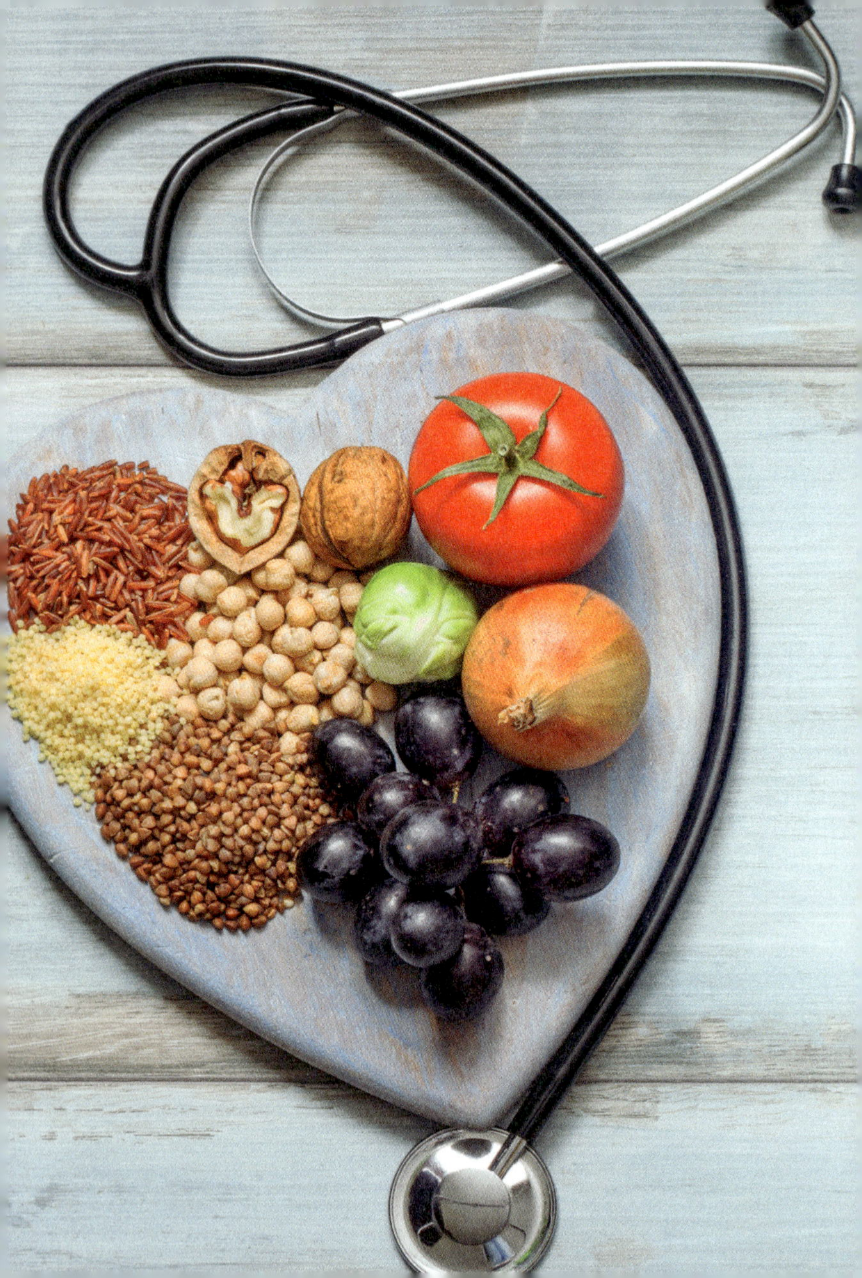

Nährstoffe für einen gesunden Schlaf

Gesunde Ernährung – erholsamer Schlaf

Mangelerscheinungen durch ungesunde Ernährung und Lebensführung verursachen ein gestörtes Schlafverhalten. Je gesünder wir leben, desto leichter finden wir gesunden, erholsamen Schlaf.

Die Zuckerfalle: Auf **Zucker** und Stärke (Nudeln, Brötchen etc.), die im Körper zu Zucker umgewandelt werden, sollte daher weitgehend verzichtet und stattdessen Zucker wie Birken- oder Kokoszucker zum Würzen verwendet werden. Vollkornprodukte sowie Getreidesprossen, Gemüse und Obst unterstützen nachweislich die Gesundheit und einen erholsamen Schlaf.

Vitamine für ein scharfes Gedächtnis

Vitamin C

Vitamin C ist eines der wichtigsten Vitamine für eine gute Gedächtnisleistung, besonders liposomales Vitamin C, das maximale Aufnahme und Bioverfügbarkeit garantiert. Es gibt fast 60.000 *Pubmed* Studien, die den Einfluss von Vitamin C auf nahezu jedes Körpersystem dokumentieren.

Vitamin C erhöht den Blutfluss zum Gehirn, verbessert die Gedächtnisfunktionen und wirkt Angstzuständen und Depressionen entgegen.[45]

Das Linus Pauling Institut bestätigt: „Vitamin C kann bereits in geringen Mengen unverzichtbare Moleküle im Körper – wie Proteine, Lipide (Fette), Kohlenhydrate und Nukleinsäuren (DNA und RNA) – vor Schäden durch freie Radikale und reaktive Sauerstoffspezies (ROS) schützen, die während des normalen Stoffwechsels produziert werden."[46]

Gesunde vitaminreiche Ernährung

Laut dem *British Journal of Psychiatry* erhöht eine Ernährung mit hohem Anteil an verarbeiteten Lebensmitteln das Risiko einer **Depression**. Dr. Andrew McCulloch, Geschäftsführer der *Mental Health Foundation*, sagte: „Diese Studie ergänzt eine bestehende solide Forschung, die den eindeutigen Zusammenhang zwischen dem, was wir essen, und unserer psychischen Gesundheit zeigt."[47]

Neben den Vitaminen A, D und E gehören die K-Vitamine zu den fettlöslichen Vitaminen. K steht für Koagulation, weil die K-Vitamine die Blutgerinnung regulieren. Sie übernehmen auch eine wichtige Funktion besonders für das Knochenzellwachstum. In der wissenschaftlichen Forschung mit dem Vitamin K-Komplex zeigen sich vielversprechende Ergebnisse bei der Zwellwachstumsregulierung (Krebs) und dem Schutz vor Gefäßverkalkung.

ACHTUNG: Nimm Vitamin D3 mit dem K-Komplex (K1, K2, K3) ein! Nimmst du nur ein K2 Präparat, wie so oft propagiert, handelst du dir Osteoporose ein!

Vitamin C wird in Form von Dehydroascorbinsäure (DHA) durch Glucosetransporter in die Mitochondrien (Kraftwerke) der Zellen getragen und kann mittels DHA auch die Blut-Hirn-Schranke passieren und dadurch viele wichtige Hirnfunktionen unterstützen.

Ein Mangel an Vitamin C kann zur Instabilität von Kollagen und damit zu einer Bindegewebsschwäche (Skorbut) führen. Es spielt zudem eine wichtige Rolle beim Aufbau von Aminosäuren und ist am Cholesterin-Stoffwechsel und an vielen anderen lebenswichtigen Funktionen beteiligt. Eine geringe Vitamin C Konzentration im Blut steht laut der Deutschen Gesellschaft für Ernährung mit „allgemeiner Müdigkeit, Leistungsschwäche, Infektanfälligkeit und schlechter Wundheilung“ in Zusammenhang.

Hier ist eine Liste von Nahrungsmitteln mit hohem Vitamin- und DHA-Gehalt:

Vitamin A und D	Vitamin C
Fischöl (Omega 3)	Obst aller Art
Fisch	Zitrusfrüchte: Orange, Zitrone, Grapefruit
Leber u.a. Innereien	Grünes Blattgemüse
Eier, Butter, Sahne	Grünkohl
Hähnchen	Rotkraut, Weißkraut
Fleisch von Weidetieren	Sauerkraut
Vitamin K	**Dehydroascorbinsäure (DHA)**
Blattgemüse, Kohl, Avocado, Eigelb, Fleisch	Fischöl

B12 Mangel und Schlafstörungen

Ein frühes Anzeichen für Vitamin B12 Mangel sind Schlafstörungen, gefolgt von psychiatrischen **Störungen** wie manischer Depression und chronischen Krankheiten wie Krebs.

Ohne Mineralien zeigen Vitamine wenig Wirkung

Mineralien sind **Katalysatoren**, Auslöser für Tausende essenzieller Enzymreaktionen im Körper. Ist kein Auslöser vorhanden, kommt es zu keiner Reaktion. Ohne Enzyme ist die Kalorienaufnahme und die Protein-, Fett- und Kohlenhydrataufnahme bedeutungslos. Mineralien lösen die Wirkung der Vitamine und Enzyme für die Verdauung erst aus. Daneben beeinflussen sie Emotionen und Verhalten.

Sie sind mit gewissen Neurotransmittern assoziiert, und einige setzen sich in bestimmten Teilen des Gehirns ab. Ein Ungleichgewicht an Mineralien kann zu Ressentiments, Frustration, Wut, Reizbarkeit, Feindseligkeit, Stimmungsschwankungen, Depressionen, Schlaflosigkeit, Müdigkeit, Schuldgefühlen, Sorgen, Panikattacken oder emotionaler Instabilität führen, sagt Pam Killeen in einem Vortrag über die Lösung des Problems Nebennieren-Burnout.[48]

Schwache Nebennieren sind nicht imstande, **Schwermetalle** auszuscheiden oder ein gesundes Mineraliengleichgewicht aufrechtzuerhalten. Schwermetalle sollten durch die Galle ausgeschieden werden. Wird aber nicht genügend Galle produziert, steigen die Schwermetallwerte im Körper an, und die Leute klagen über Gehirnnebel, Gedächtnisprobleme, Stimmungsprobleme und **Schlafstörungen**.

TIPP:

Die wichtigsten Mineralien für gesunden Schlaf und Entspannung sind Kalzium und Magnesium im Verhältnis 2:1. Aber besonders wichtig ist Magnesium, das wir scheinbar aufgrund des ständigen Erregungszustands, in dem wir uns befinden, vermehrt verlieren. Stress überstimuliert unsere Nebennieren. Menschen, die ständig unter Stress stehen, haben meist immer einen Magnesiummangel. Sie können nicht ausspannen. Magnesium wirkt entspannend und wird daher gerne als Nahrungsergänzung abends eingenommen. Zudem fördert Magnesium eine gute Verdauung.

Die Wichtigkeit der acht essenziellen Aminosäuren für gesunden Schlaf

Warum altern wir? Helmuth Matzner, einer der führenden Wissenschaftler auf dem Gebiet der Epigenetik und Aromatherapie, erklärt das ganz einfach: Durch **Elektronenverbrauch** altern wir.

Fast jede Krankheit ist ein Elektronenmangel. Ätherische Öle sind geniale Elektronenspender![49]

Der Körper verwendet die in der Nahrung gespeicherten und mit dem Essen aufgenommenen Elektronen für den Aufbau der Körperzellen und zur Energieerzeugung. Die wichtigsten Lieferanten sind Elektronenspeicher in Form von **ATP** (Adenosintriphosphat) und **Fettsäuren**. Den größten Teil der Elektronen benötigt jedoch die Produktion von **Aminosäureket-**

ten (Proteine), von denen es weit über eine Million gibt, wie etwa Enzyme, Kanäle und Rezeptoren.

Es gibt acht Aminosäuren, die die Zelle nicht selbst herstellen kann, sondern die von außen durch Nahrung oder Nahrungsergänzung zugeführt werden müssen – die **acht essenziellen Aminosäuren**.[50] Die restlichen der insgesamt einundzwanzig Aminosäuren kann die Körperzelle selbst herstellen.

Es muss gewährleistet sein, dass genügend Elektronen geliefert werden, damit nicht die wichtigen Zellsubstanzen wie Zellmembranfette, Proteine unter anderem zur Herstellung von Aminosäureketten aus den Depots geraubt werden.

Die Produktion der **Elektronenspender** ist also für die Gesundheit der Zellen von höchster Wichtigkeit und kann durch **Ernährung** und **ätherische Öle** gefördert werden.

Die Farben essen!

Farbenreiche Lebensmittel (wie etwa Beeren aller Art oder Salate mit viel Chlorophyll u.a.) führen den Zellen Elektronen und Methylketten zu.

Ätherische Öle einreiben!

Es können den Körperzellen noch zusätzlich **von außen** Elektronen zugeführt werden und zwar mittels **ätherischer Öle**. Sie spenden eine Menge an Elektronen für den Aufbau dieser lebensnotwendigen Körperbausteine.

Darum sollte man täglich, neben dem Essen von Gemüse und Obst, **ätherische Öle** auf den Körper auftragen (z.B. auf die Fußsohlen). Sie diffundieren sofort in die Zellen und laden dort ihre lebensnotwendige Fracht ab, nämlich freie Elektronen und Methylketten **zur Steuerung der Gene**.

Freie Elektronenspender sind wichtig, um eine **Oxidation** zu verhindern. Besteht ein Elektronenmangel, werden Zellen beschädigt. Wir altern.

Natürliche Hilfen für die Hormon- und Schlafbalance

Cholesterin, die Mutter aller Hormone:

Alle Hormone sind von Cholesterin abhängig, das in der Nahrung in Butter und Fleisch vorkommt. Zur Umwandlung ist **Vitamin A** notwendig, das vom Fleischkonsum kommen sollte; denn diese Umwandlung ist ein komplexer Prozess und kann nicht so leicht mit Karotten und Tomaten bewerkstelligt werden. Daher haben Menschen mit einer fettarmen Diät (*low fat diet*) oft Probleme mit **Energielosigkeit**.

TIPP:

Achte auf deine Ernährung. Das meiste Vitamin A findet sich in Lebertran und Butter, Fischen und Muscheltieren und etwas in Gemüse wie Karotten oder Salat.

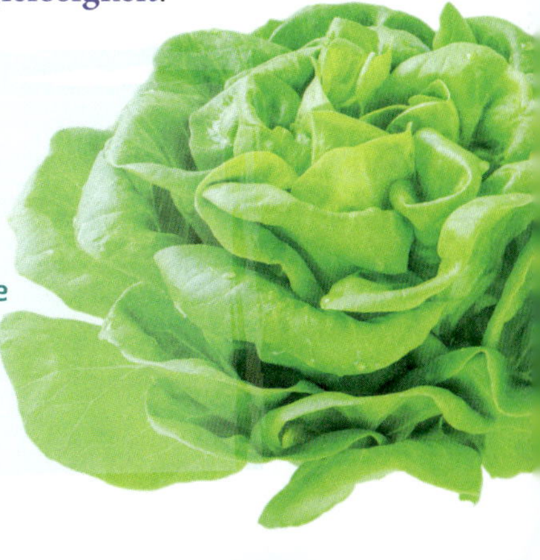

Melatonin, das Wohlfühlhormon:

Wenn du Schwierigkeiten beim Ein- und Durchschlafen hast, setzt die Zirbeldrüse im Gehirn den natürlichen Botenstoff Melatonin nicht oder nicht ausreichend frei. Dadurch ist nicht genügend Melatonin-Hormon, das müde macht, im Blutstrom. Melatonin wird ausgeschüttet, wenn es draußen dunkel wird und Ruhe in die Hektik des Tages einkehrt.

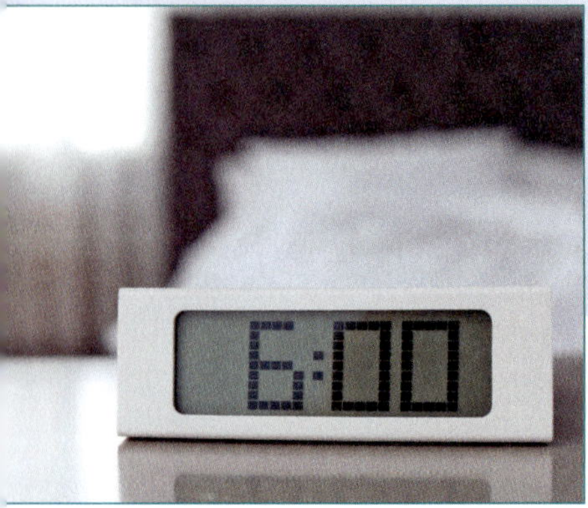

Ist abends im Körper zu wenig Melatonin vorhanden, wird man nicht müde.

Hat man morgens zu viel Melatonin im Körper, ist man schlaftrunken.

Ein Melatoninpräparat ist eine oft genutzte Durchschlafhilfe, doch 95% dieser Mittel werden in Überdosen verkauft. Ideal wäre eine Dosis von ½ bis 1 mg, um die Plasmakonzentration zu erhöhen und den zirkadianen Rhythmus in Richtung Schlafmodus hin zu ändern. Melatonin ist keine sofortige Einschlafhilfe und wird daher etwa neunzig Minuten vor dem Schlafengehen eingenommen.

TIPP:

Das grelle Licht, das blaue Licht aus TV, Computer und Handy sowie Aufregungen und Auseinandersetzungen hindern die Produktion des Schlafhormons Melatonin. Daher schalte etwa zwei Stunden vor dem Schlafengehen Computer und Handy aus, verwende gedämpftes Licht oder erhole dich bei Kerzenschein und hänge friedlichen, glücklichen Gedanken nach. Schlaf geschieht nicht auf Knopfdruck. Es ist ein langsamer Prozess des Zurückschaltens und Zur-Ruhe-Kommens. Das Cortisol des hektischen Alltagstreibens bildet sich zurück, und Melatonin übernimmt die Nachtschicht.

Serotonin-Balance in Form eines Sprays

Um dein Serotonin-System auf biologische Weise zu regulieren, einen gesunden Schlaf, Entspannung und Wohlbefinden zu unterstützen, die Gehirnleistung, das Immunsystem, den Fettstoffwechsel, die Gesundheit des Herzens und die Regeneration der Haut zu verbessern, hat sich ein Serotonin-Balancer-Spray mit natürlichen Inhaltsstoffen bewährt.[51] Er hilft gezielt beim Einschlafen und Durchschlafen.

CBD – die Schlafhilfe aus der Hanfpflanze

Auch der Hanfpflanze wird sagenhafte Wirksamkeit für einen gesunden Schlafprozess nachgesagt. *Cannabis sativa* wurde seit 5.000 Jahren als Heilpflanze verwendet. Heute wird sie in der Medizin als Analgetikum, Schlafmittel und Antikonvulsivum verwendet. Wie auch **Baldrian** wirkt **CBD** beruhigend auf das Nervensystem und trägt zur mentalen Gesundheit und zu einem **gesunden Schlaf** bei, induziert aber nicht direkt den Schlaf.

CBD ist kein ätherisches Öl. Es wird nicht destilliert, sondern ist in seiner Konsistenz nicht so fein wie ätherische Öle, aber feiner als natürliche Pflanzenöle.

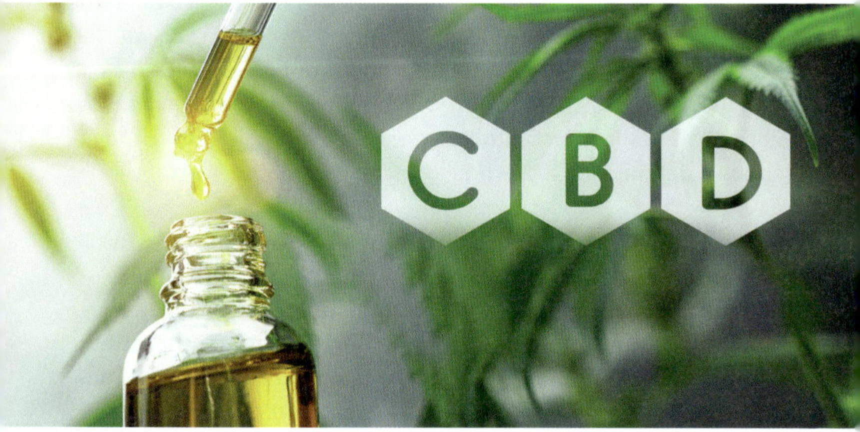

In medizinischem Cannabis gibt es Hunderte von physiologisch aktiven Inhaltsstoffen, sagt Lindsey Elmore, Doktor der Pharmazie.[52] Der primäre chemische Bestandteil ist Tetrahydrocannabinol (THC), der berauschende Teil der Pflanze. Cannabidiol (CBD) ist der zweithäufigste chemische Bestandteil der Hanfpflanze, der kein Suchtpotenzial enthält. CBD schafft eine friedliche Umgebung, die dazu beiträgt, den unruhigen Geist zu entspannen und strapazierte Nerven zu beruhigen.

TIPP:

Beruhigendes CBD-Öl ist eine Lösung für die nächtliche Entspannung. Mit ätherischen Ölen von Orange, Weihrauch, Lavendel, *Eucalyptus globulus*, Vetiver oder Ylang Ylang infundiert, können ein paar Tropfen CBD-Öl vor dem Schlafengehen, großzügig auf Brust und Nacken aufgetragen, zu einem guten Schlaf verhelfen.

Fünf einfache Schritte zu einem besseren Schlaf

In den Schlafmodus kommen

Lege spätestens zwei Stunden vor dem Schlafengehen deine Arbeit nieder und stimme dich auf die Nachtruhe ein. **Verneble ein beruhigendes Öl.**

Schalte den Computer aus und **lege das Handy zur Seite**, denn das blaue Licht der Geräte signalisiert deinem Gehirn, dass es Tag ist und du noch nicht schlafen willst.

Zur abendlichen Schönheitspflege im Badezimmer **schalte ein gedämpftes Licht ein**. Grelles Licht verhindert die Melatonin-Ausschüttung. **Verwende** ätherische Öle wie **Myrrhe** und **Sandelholz** in deiner Gesichtspflege.

Nimm dir zwanzig Minuten Zeit, um dich zu besinnen. **Gebet, Meditation**, sanfte Musik und die Erinnerung an glückliche Momente verhelfen zu einem besseren Schlaf und zu guten Träumen. **Weihrauchöl** ist erhebend.

Schnuppere an deinem **Lieblingsöl**, denn das bringt Ruhe und Freude ins Herz.

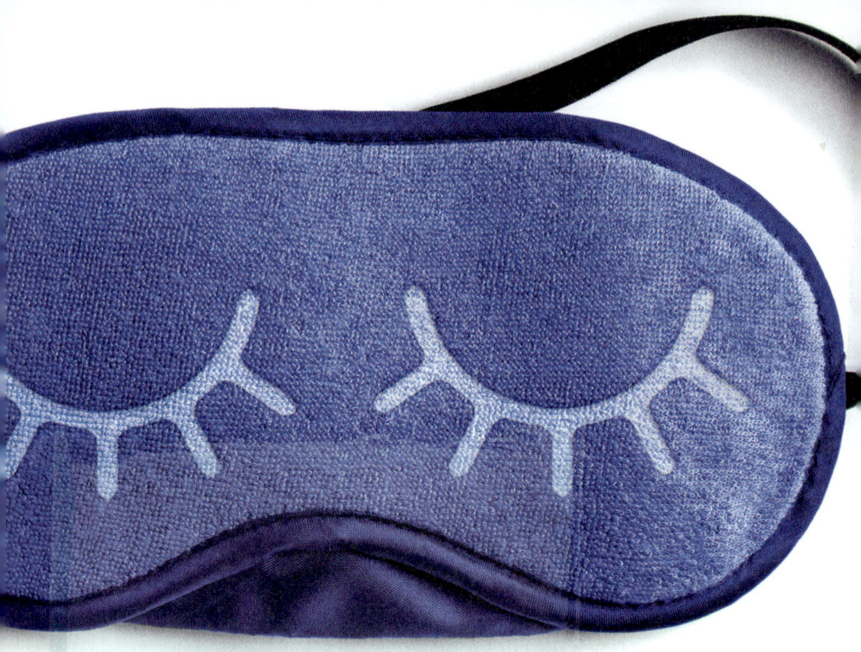

Tipps zum besseren Einschlafen

Nimm vor dem Schlafengehen ein **heißes Bad**. Danach gehe sogleich in das kühle Schlafzimmer. Die erhöhte Körpertemperatur und der kühle Raum sind ein Signal an das Gehirn, Melatonin freizusetzen. So kann ein heißes Bad vor dem Schlafengehen sehr schlaffördernd sein.

Dunkle das Schlafzimmer ab. Das Liegen in völliger **Dunkelheit** fördert einen gesunden Schlaf.

Schalte einen **Aroma-Diffuser** ein. Das beruhigende Plätschern des Wassers macht müde und singt dich in den Schlaf. Der liebliche Duft beflügelt deine Träume.

Neun Schritte zum gesunden Schlaf

1 Effektiver Strahlenschutz

Schutz vor belastenden Strahlungen von 5G, Handy, Hochspannungsleitungen sowie Erdstrahlung (geopathischen Belastungen, Wasseradern, Verwerfungen, Erd- & Currygittern) ist heute notwendiger denn je. Dauerstress durch diese Umweltbelastungen führen häufig zu Schlafproblemen und unzähligen Krankheitsbildern. Einfache, wartungsfreie und hochwertige Geräte wie etwa das HAMONI® Gerät bilden einen Schutzschirm um das Haus und die Wohnung und halten die Bewohner strahlungsfrei.[53]

2 Das Schlafzimmer

Die Raumatmosphäre sollte einladend und frisch sein. Da hilft ein **Aroma-Diffuser**, der mittels Ultraschall kleinste Duftmoleküle in den Raum bläst. Diese Moleküle bringen dem Träumer nicht nur guten Duft und Entspannung, sondern sie kapseln Viren und Bakterien sowie Schwermetalle und andere chemische Verunreinigungen, die sich in der Luft befinden, ab und filtern sie aus der Atemluft.

Kühle, doch nicht zu kalte **Raumtemperatur** trägt zu einem erholsamen Schlaf bei. Die ideale Temperatur, um gut einschlafen zu können, liegt gewöhnlich bei 20 bis 22 Grad

Celsius. Man sollte die Temperatur aber nicht unter 18 Grad sinken lassen, denn es gibt Studien, die bestätigen, dass Kälte – wahrscheinlich als Schutzmaßnahme vor dem Erfrierungstod – uns aus den Tiefschlafphasen herausholt und den Schlaf dadurch beeinträchtigt.

Grelles **Licht** ist im Schlafzimmer unerwünscht. Je dunkler es im Raum ist, desto besser kannst du schlafen, ohne deine Hormone zu verwirren, die oft nicht wissen ob es schon Tag oder noch Nacht ist.

Verbanne alle **Spiegel** aus dem Schlafzimmer. Sie sammeln Licht und Energien, die auf den Schläfer zurückgeworfen werden und die Schlafqualität beeinträchtigen.

Auch sollten keine **Grünpflanzen** im Schlafzimmer stehen, denn sie schlafen nachts auch und verbrauchen Sauerstoff, so wie wir.

Manch einer fürchtet sich geradezu vor dem Schlafengehen. Irgendein unbewusstes **Unbehagen** macht sich breit. Man möchte lieber flüchten, aber schließlich fällt man doch müde ins Bett. Kann es sein, dass dein Bett auf einer Wasserader steht? Vielleicht findet ein Feng Shui-Berater heraus, dass du gegen deine innewohnende Energierichtung liegst, die dir deine Ruhe nimmt und dich ungünstigen, oft krankmachenden Einflüssen aussetzt.[54]

TIPP:

Verwende das Schlafzimmer nicht für sportliche Betätigungen. Es sollte eine Oase der Ruhe und des Friedens sein.

Wie man sich bettet, so liegt man.
Deutsches Sprichwort

3 Die Matratze

Eine gute Matratze unterstützt deine Wirbelsäule und bietet Halt, gibt aber auch deinen Konturen nach. Vielleicht hast du viel Geld für neue Matratzen oder das neueste „Wunderkissen" ausgegeben, das einen guten Schlaf verspricht, nur um festzustellen, dass es doch nicht das Richtige war. Bestehe beim Kauf einer Matratze auf das Probeliegen. Erneuere mindestens alle sieben Jahre die Matratze.

Am besten wählt man eine ganze Schlafkomposition aus Matratze, Unterbett, Kissen und Bettdecke, die aufeinander abgestimmt ist und den besten Schlafkomfort bietet, gemeinsam aus.

TIPP:
Das regelmäßige Absaugen und Einsprühen mit einem duftenden Lavendel- oder Kiefernspray sorgt nicht nur für angenehmen Duft, sondern auch für Frische und wehrt unliebsame Milben und andere kriechende Bettgenossen ab.

4 Das Kopfkissen

Ein Kopfkissen sollte die Halswirbelsäule ergonomisch unterstützen. Die Höhe des Kissens und das Material ist von der individuellen Präferenz abhängig. Menschen mit Herzproblemen liegen lieber auf einem höheren Kissen. Menschen, die gerne auf dem Bauch schlafen, können kein Kissen gebrauchen. Es gibt Kissen mit Mikrokügelchen, die sich der Kopfkontur perfekt anpassen, Kopfstützen aus Schaumstoff oder nostalgische Federkissen. Das richtige Kissen zu finden ist eine Kunst. Man sollte das Kissen alle zwölf bis achtzehn Monate erneuern. Es zu erneuern, ist oftmals der einfachste Weg, um besser zu schlafen.

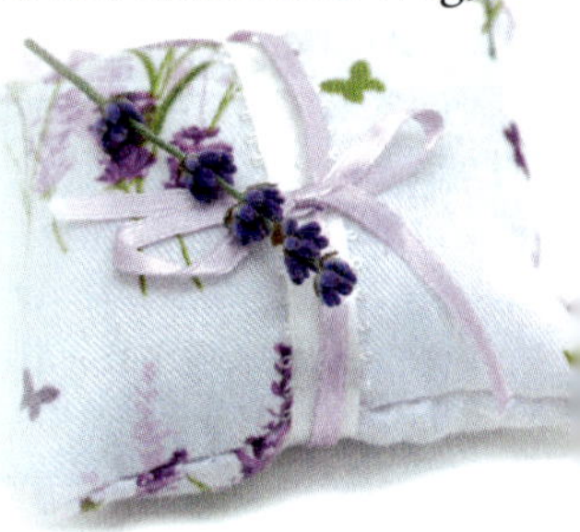

TIPP:

Das Einschlafen gelingt noch besser, wenn das Kopfkissen einen Duft verströmt, der dich in ein Meer von Ruhe und Frieden eintauchen lässt.

5 Der Bettbezug

Das Material von Leintuch und Bettbezügen aus Seide oder Baumwolle macht für eine angenehme individuelle Schlafatmosphäre einen Unterschied. Finde deine Vorlieben heraus und gönne dir etwas Schönes. Bedenke, dass du etwa die Hälfte, mindestens aber ein Drittel deines Lebens im Bett verbringst. Mache es dir gemütlich. Das trägt zu einem guten Schlaf bei.

TIPP:

Wenn du das nächste Mal deine Bettwäsche wäschst, vergiss nicht, dem letzten Spülwasser oder dem Trockner ein paar Tropfen ätherisches Öl beizufügen. Der Duft betört und trägt die Freude in den Schlaf.

6 Die Schlafposition

Für Dr. David Jockers[55] ist die Schlafposition wichtig, denn nur eine entspannte Haltung garantiert einen erholsamen Schlaf. Die Nackenstütze ist wichtig, um den Kopf gerade und in einer neutralen Position zu halten. Ebenso ist es angeraten, ein Kissen zwischen den Knien zu haben, um die Beckenlage zu unterstützen.

Auf dem Rücken schlafen

60% der Menschen im Westen schlafen auf dem Rücken. Die Traditionelle Chinesische Medizin (TCM) würde das als „Schlafen wie ein Toter“ bezeichnen. Diese Lage begünstigt das Schnarchen sowie Atemaussetzer (Apnoen).

Auf der Seite schlafen

Die TCM befürwortet das Schlafen auf der rechten Seite, um das Herz zu entlasten. Dabei sind die Knie angezogen, um die Muskeln zu entspannen und den Energiefluss und Blutstrom zu begünstigen. Menschen mit Magenproblemen sollten hingegen lieber auf der linken Seite schlafen, erklärt Dr. Jijang[56] in einem Vortrag über Tipps zur gesunden Schlafposition. Die Seitenlage ist auch die bevorzugte Schlafweise für Babys und sorgt dafür, dass sich das Kind im Schlaf nicht verschluckt.

TIPP:

Experten empfehlen eine leicht seitliche Schlafposition. Gib ein kleines Kissen als Stütze in den unteren Rückenbereich. Es begünstigt die Seitenlage, aber du liegst nicht mit vollem Gewicht auf deiner Seite, was einen Blutstau zur Folge haben könnte.

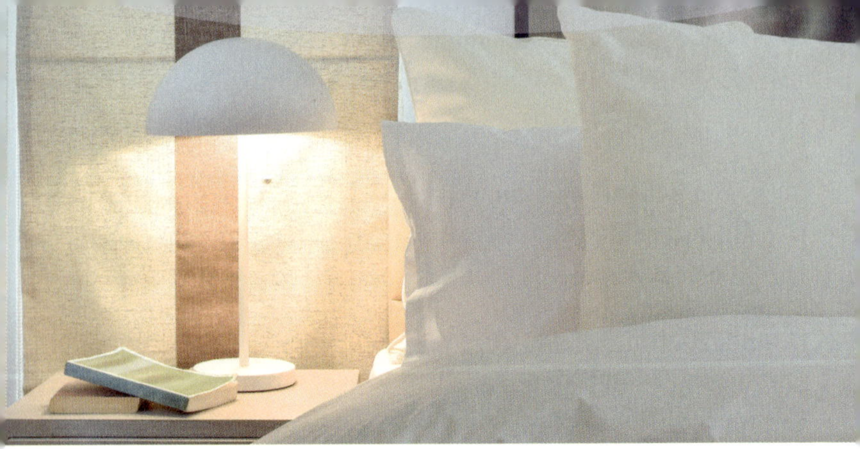

7 Die Schlafhygiene

Computer aus!

Das Schlafzimmer sollte eine Oase des Friedens sein. **Handy, Tablet** und Fernseher bleiben draußen. Ein Computerspiel zu spielen macht viel zu munter.

Die Schlaflektüre

Stattdessen lies lieber ein gutes Buch. Verwende eine **Leselampe**. Sie blendet nicht, erhellt nur deine Seiten und stört den Partner nicht.

Besinne dich.

Bevor du dich vor dem Schlafengehen für eine besinnliche Zeit zurückziehst, schreibe eine **To-Do Liste** für den morgigen Tag, um alle Gedanken zu Papier und aus deinem Kopf zu bringen. Dann begib dich in einen kontemplativen Zustand, um von den Alltagssorgen abzuschalten und dein Herz dem Höheren zuzuwenden. Mit sorgenvollen Gedanken kannst du nicht einschlafen.

Essen und Trinken vor dem Schlafengehen

Manchmal beginnt der Magen zu knurren und wir möchten nachts noch gerne etwas essen. Interessanterweise helfen Kohlenhydrate beim Schlafen, denn sie heben den Serotoninspiegel – unser Ruhehormon – an. Nimm also am besten nachts 20% Protein und 80% Kohlenhydrate, z.B. Käse und Cracker, Haferbrei mit Milch statt mit Wasser gekocht oder ein kleines Stück Käsekuchen zu dir.

TIPP:

Alkohol trinken ist kein gutes Schlafmittel, denn für jedes Glas Wein braucht der Körper eine volle Stunde Zeit, um sich auf den Schlaf einzustellen. Zwar macht Alkohol müde, doch behindert diese hypnotische Müdigkeit das Einschlafen sowie die Tiefschlafphasen. Man wacht wie gerädert auf.

Wer hingegen auf seine schlanke Linie achten und auf den nächtlichen Snack ganz verzichten will, ohne Hunger zu verspüren, der greift zu einem Glas Keto-Drink. Dieses ganz natürliche Getränk unterdrückt das Hungerhormon Ghrelin, sodass man ohne Hungergefühl durch die Nacht kommt; denn die enthaltenen Ketone halten den Blutzuckerspiegel niedrig und versetzen den Körper in kürzester Zeit in den Zustand der Ketose. Die Ketose ist ein spezieller Stoffwechselzustand, in dem der Körper vorzugsweise Fett verbrennt. Wir spüren also keinen Hunger und nehmen sogar noch übrige Pfunde ab.[57]

Zähle dich in den Schlaf!

Nachdem du alle guten Hinweise befolgt hast und trotzdem nicht einschlafen kannst, versuche diese Taktik: Zähle von 300 in Dreierschritten zurück. 300 – 297 – 294 … Das ist anstrengend und macht deinen Verstand sehr schnell müde. Er schaltet ab und du schläfst ein.

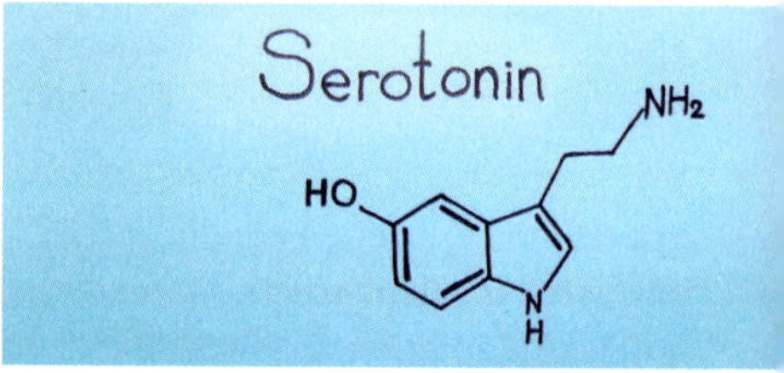

8 Die Schlafqualität

Möchtest du einschlafen und durchschlafen, ganz ohne gefährliche Schlaftabletten? Dann könnte der natürliche **Serotonin-Balancer** das Richtige für dich sein. Mit sieben US-Patenten der einzige Serotonin-Balancer am Markt, ist dieses geschmacks- und geruchsneutrale Spray ein Adaptogen mit epigenetischer Wirkung, frei von Nebenwirkungen oder Abhängigkeit, vegan und bio und hat eine 250.000 Mal schnellere Aufnahme in die Zellen.

Laut einer Doppelblindstudie nach *Yale-Standard* gewährleistet es:

- ein 30% schnelleres Einschlafen
- ein 50% effizienteres Durchschlafen
- eine **40% verbesserte Schlafqualität**
- mit 30% weniger Wachphasen
- und 25% mehr Zeit im erholsamen REM-Schlaf

Die Anwendung ist denkbar einfach: Nimm ein paar Sprühstöße für mehr Energie und Lebensfreude.[58]

9 Regelmäßige Schlafzeiten

Wie schon erwähnt, ist es für den Schlafzyklus wichtig, morgens immer zur selben Zeit aufzustehen und möglichst jeden Abend zur selben Zeit zu Bett zu gehen.

TIPP:

Stelle abends zwei Stunden vor dem Schlafengehen den Wecker, um dich daran zu erinnern, dein Abendritual zu pflegen: Keine Nachrichten, kein Handy, ein gutes Buch oder sanfte Musik, beruhigende Düfte etc.

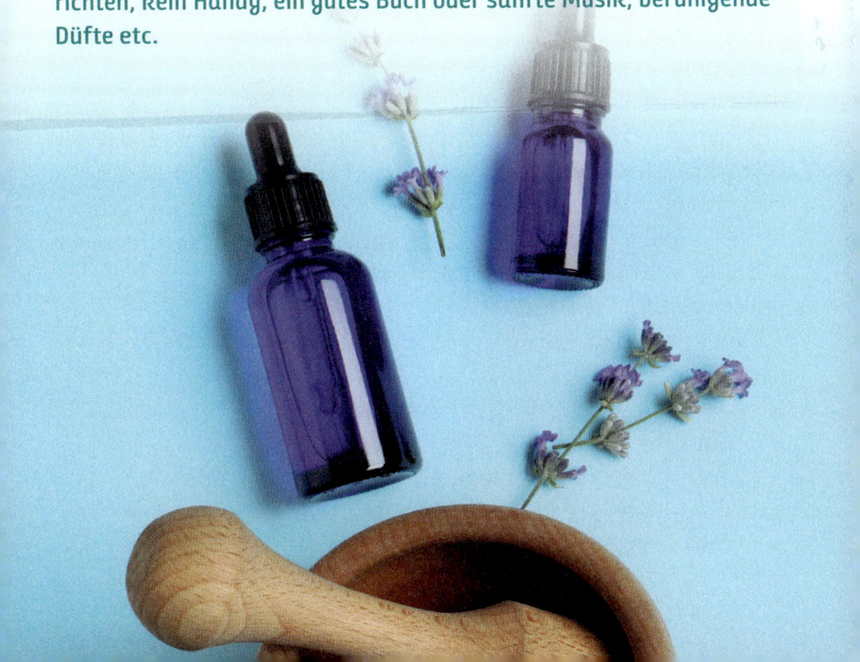

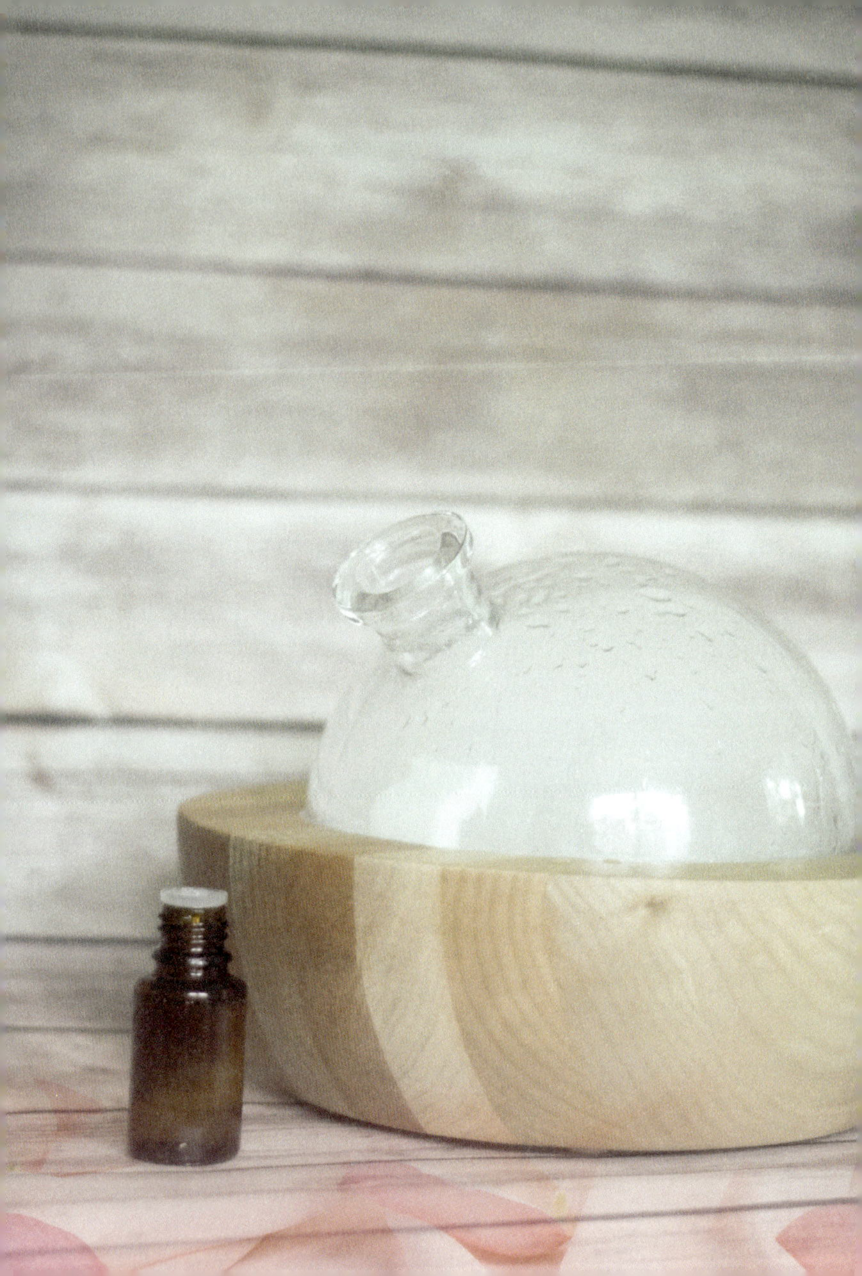

Schlafen: Die beliebtesten Anwendungsmöglichkeiten

Ätherische Öle sind deine treuesten Freunde, wenn du dich um Stressreduktion, Frieden und Ruhe in dir und um dich herum bemühst. Hier sind die besten Schlafrezepte:

Der abendliche Duft zum Wohlfühlen

Schalte den **Aroma-Diffuser** ein und verwöhne dich mit deinen Lieblingsdüften. Alternativ kannst du eine Sprühflasche, vorzugsweise aus Glas, mit einem Viertelliter Wasser und fünf Tropfen eines beruhigenden Öls befüllen und im Raum versprühen. Und natürlich kannst du auch gleich an dem Ölfläschchen riechen!

- **Weihrauch** für die abendliche Besinnung
- **Rosenduft** für Gefühle der Liebe und Freude
- **Kamille** und **Lavendel** zum Ruhigwerden und Entspannen
- **Balsamtanne** oder **Kiefernduft** für ein wohliges, schützendes Gefühl

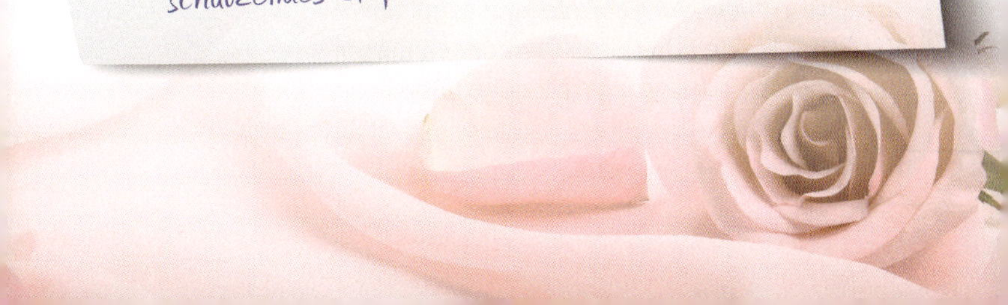

Schlaffördernde ätherische Öle:

Um eine schlaffördernde Abendstimmung mit Düften zu zaubern, eignen sich unter anderem **Lavendel, Baldrian, Vetiver, Balsamtanne, Geranie, Römische Kamille, Majoran, Orange, Ylang Ylang, Zedernholz** oder **Zypresse**.

Das duftende Spray für die Bettwäsche

120 ml destilliertes Wasser
60 ml Hamamelis oder Alkohol
20 Tropfen ätherisches Öl

Anleitung:

- Hamamelis oder Alkohol (als Emulgator) in eine Sprühflasche aus Glas geben.
- Ätherische Öle und Wasser beifügen und gut schütteln.
- Die Bettwäsche leicht besprühen.

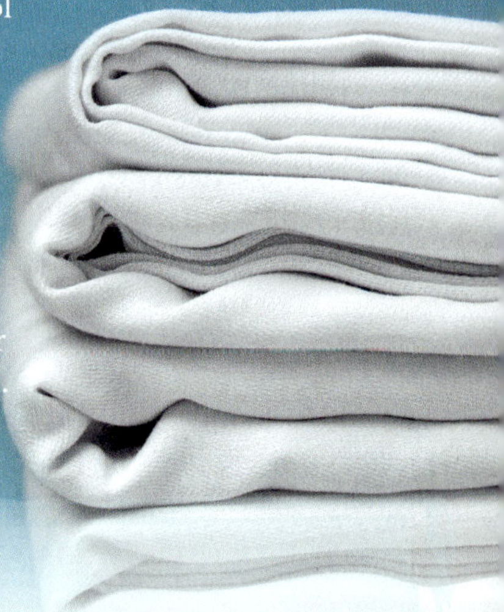

TIPP:

Das Spray immer vor Gebrauch gut schütteln.
ACHTUNG: Einige ätherische Öle können wegen ihrer dunkelblauen oder orangefarbenen natürlichen Inhaltsstoffe Flecken verursachen! Probiere das Öl daher erst auf einem weißen Tuch aus.

Duftkompositionen für das Bettwäsche-Spray:

- **Erdende Baumdüfte:** Zimt, Zeder, Weihrauch, Fichte oder Tanne.
- **Liebliche Blütendüfte:** Rose, Geranie, Jasmin Absolue oder Ylang Ylang.

TIPP:

Für duftende Bettwäsche kannst du auch ein ätherisches Öl in Waschmaschine oder Trockner geben.

Das Monsterspray für das Kinderzimmer

Fürchtet sich dein Kind vor der Dunkelheit? Beruhige es mit ätherischen Ölen.

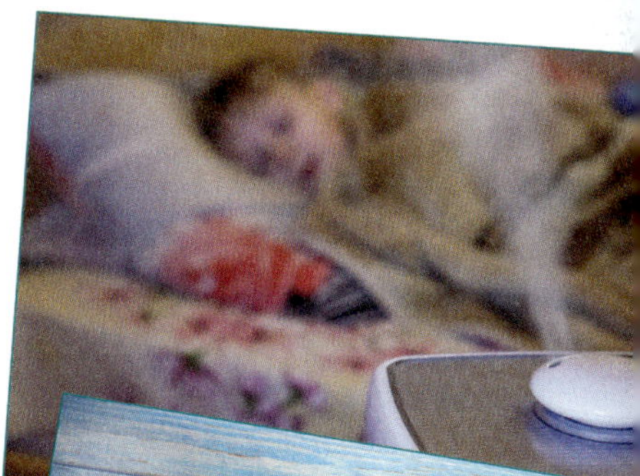

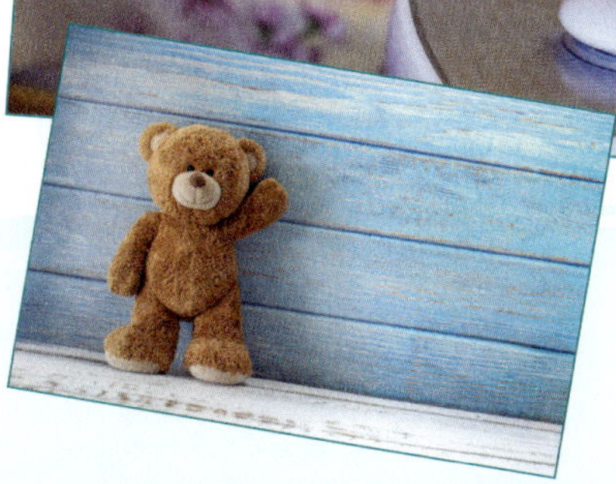

- Eine Sprühflasche aus Glas
- 6 Esslöffel Wasser
- 2 Esslöffel Hamamelis
- 3 Tropfen Bergamotte
- 3 Tropfen Grapefruit
- 3 Tropfen Zitronengras

Anwendung:

Gut schütteln und im Raum versprühen.

TIPP:

Ein Kinder-Diffuser ist auch ein beliebtes Accessoire für das Kinderzimmer.

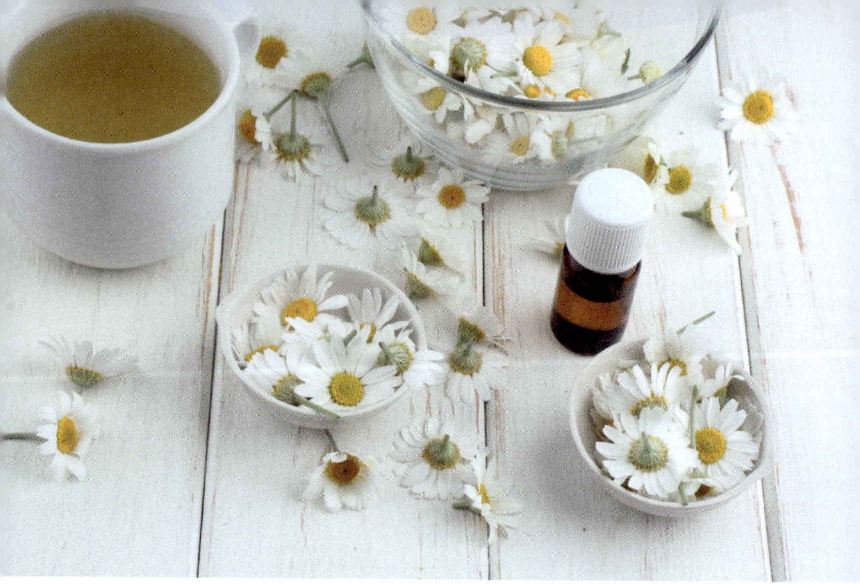

Der Gute-Nacht-Trunk

Nimm vor dem Schlafengehen einen kleinen Schluck warmen Tees zu dir. Verwöhne deine Sinne mit den Düften von Holunder- und Lindenblüten, Kamillen- und Lavendelblüten.

TIPP:

Für einen „Instant" Kamillentee nimm eine Tasse warmes Wasser und füge einen Tropfen ätherisches Kamillenöl hinzu. Fertig ist der Tee!

Das abendliche warme Bad

Ob Dusche oder Wannenbad, vergiss deinen Lieblingsduft nicht.

Dusche: Nur einen Tropfen beruhigendes Balsamtannenöl auf den Boden der Dusche getropft verwöhnt deine Sinne, wenn der duftende heiße Dampf in deine Nase aufsteigt. Ein echtes Erlebnis! Natürlich beruhigt auch das abendliche Duschgel mit Sandelholz, Rainfarn, Ylang Ylang, Geranie, Jasmin, Palmarosa, Zitrone, römischer Kamille, Bergamotte oder Muskatellersalbei.

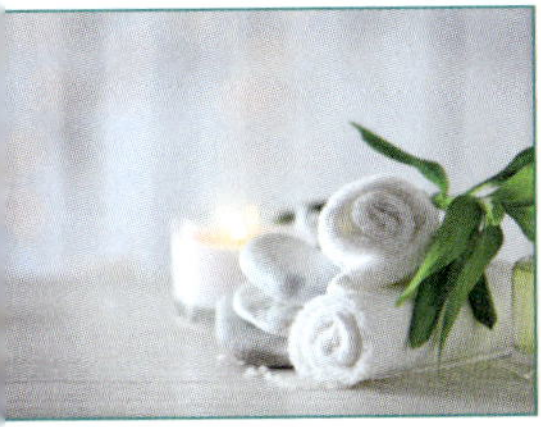

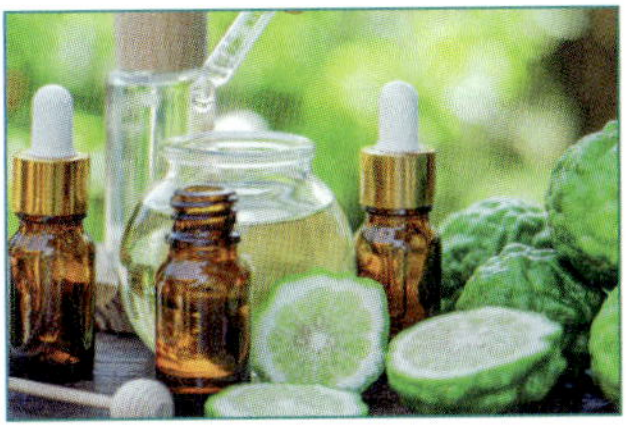

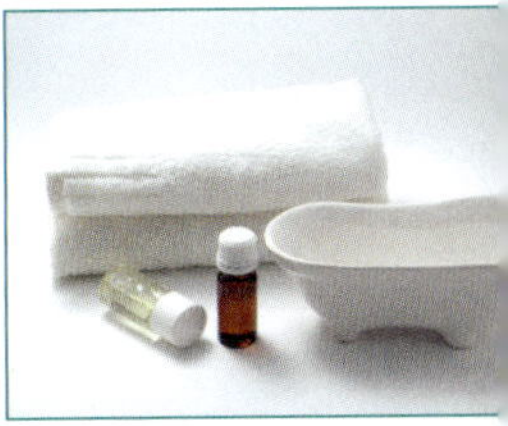

Wannenbad: Emulgiere ein ätherisches Öl wie Vetiver oder Geranie in Duschgel, Sahne oder Salz und füge es kurz vor Gebrauch dem Badewasser zu oder verwende einen Badesprudel. Dein Herz wird sich bei dem Duft öffnen und dich mit Gefühlen der Ruhe und Dankbarkeit beschenken. Ätherische Öle üben eine so profunde Wirkung auf unsere Gefühle aus, dass man darüber nicht sprechen kann. Man muss es selbst erleben, um es zu wissen.

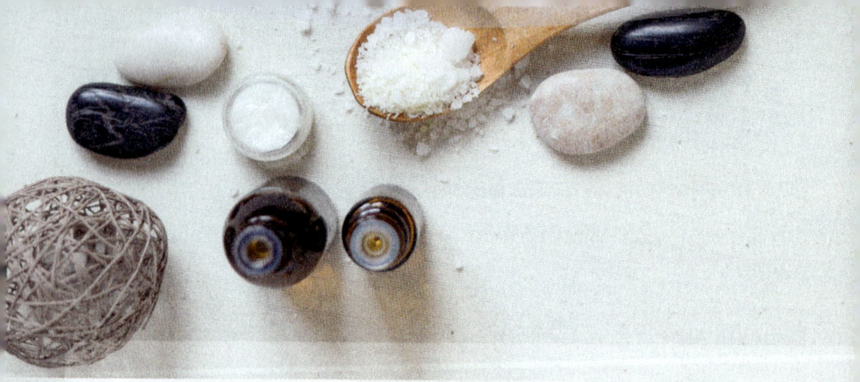

Badesalz zum Verwöhnen selbst gemacht

Genieße ein luxuriöses Bad oder Fußbad mit deinem bevorzugten Duft nach einem langen Tag.

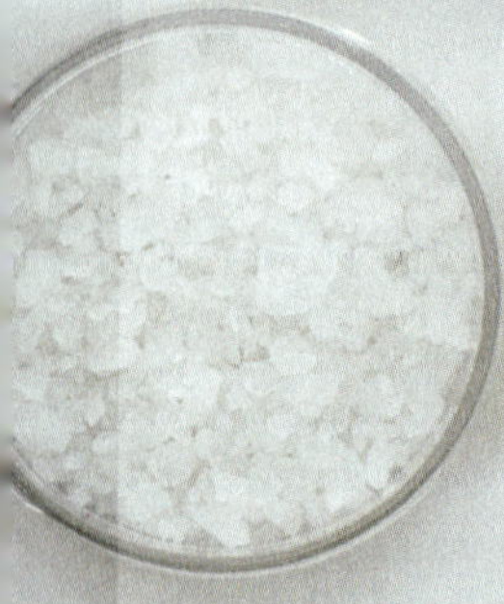

Du brauchst:

- 250 g Meersalz
- 125 g Bittersalz
- 2 Teelöffel Kaiser Natron™
- 25 Tropfen ätherisches Öl
- Flaschen oder Gläser mit Schraubverschluss

Anleitung:

- Man vermischt die trockenen Zutaten in einer Schüssel.
- Dann rührt man 25 Tropfen ätherisches Öl ein, mischt alles gut und füllt das fertige Badesalz in Behälter mit Schraubverschluss.

Anwendung:

Man gibt etwa eine Tasse der fertigen Mischung ins dampfende Badewasser und genießt das Bad!

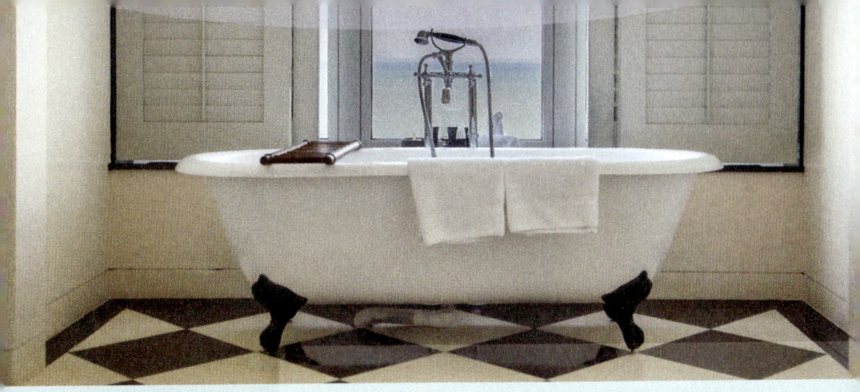

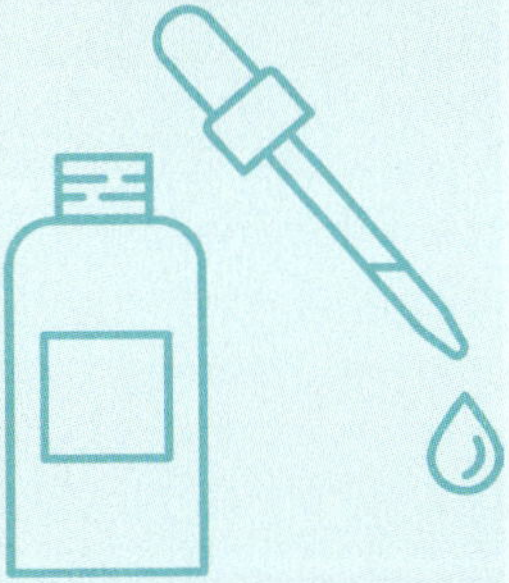

Beliebte Ölmischungen für das Bad

Eine Gute-Nacht-Mischung:

- 13 Tropfen Lavendel
- 12 Tropfen Zedernholz

Die erhebende Zitrus-Mischung:

- 8 Tropfen Zitrone
- 9 Tropfen Orange
- 8 Tropfen Mandarine

Eine stresslösende Duftmischung:

- 15 Tropfen Lavendel
- 8 Tropfen Copaiba
- 2 Tropfen Gewürznelke

Eine tröstliche Rosen-Mischung:

- 15 Tropfen Geranie
- 5 Tropfen Rosenöl
- 5 Tropfen Jasmin

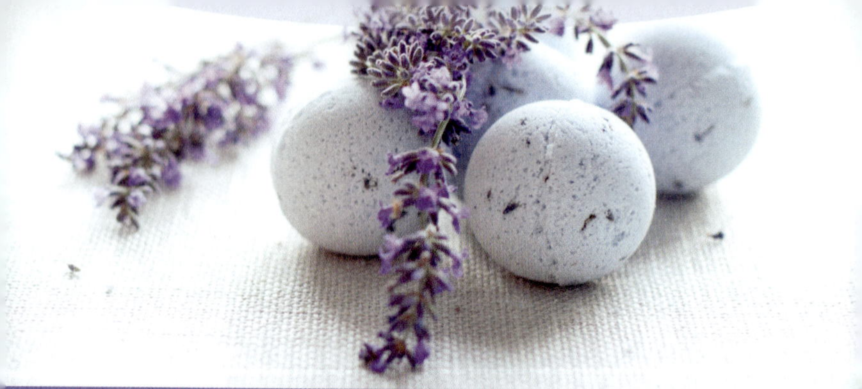

Ein Badesprudel-Rezept zum Selbermachen

Für 4 bis 5 Badesprudelkugeln:

- 1 Tasse Bittersalz
- ½ Tasse Kaiser Natron™
- ¼ Tasse Zitronensäure
- ¼ Tasse Maisstärke
- ½ Esslöffel Wasser
- ¾ Tasse Kokosöl
- 10 Tropfen ätherisches Öl
- Runde Formen für Badesprudelkugeln oder andere Formen

Anleitung:

- Man vermischt alle trockenen Zutaten.
- Dann wird flüssiges Kokosöl, ätherisches Öl und ½ Esslöffel Wasser hinzugefügt. (Nach Belieben natürlichen Farbstoff beifügen.) Gut verrühren.
- Die Masse wird fest in die Formen gepresst und einige Zeit oder über Nacht trocknen gelassen. Anschließend in Gläsern mit Schraubverschluss aufbewahren.

Anwendung:

Eine sprudelnde Badebrause mit ihrem betörenden Duft im abendlichen Bad genießen.

Beliebte Badesprudel Duftmischungen:

Der Duft des Südens:

- 5 Tropfen Bergamotte
- 3 Tropfen Grapefruit
- 2 Tropfen Ylang Ylang

Beruhigende Gedanken:

- 4 Tropfen Zedernholz
- 3 Tropfen Copaiba
- 3 Tropfen Weihrauch

Friedliche Abendstimmung:

- 6 Tropfen Lavendel
- 2 Tropfen Rosmarin
- 2 Tropfen Limette

Wärmende Duftnote:

- 4 Tropfen Zimt
- 3 Tropfen Gewürznelke
- 3 Tropfen Zitrone

Eine Gute-Nacht-Massage-Mischung

Ätherische Öle, vor dem Schlafengehen aufgetragen, leisten besonders gute Dienste, weil sie den Tiefschlaf fördern und verbessern und sanft, aber effektiv die Zirbeldrüse und das limbische System im Gehirn stimulieren.

- 12 Tropfen Orange
- 8 Tropfen Lavendel
- 4 Tropfen Balsamtanne
- 3 Tropfen Geranie
- 2 Tropfen Römische Kamille

Anwendung:

1. **Inhalation:** Vor dem Schlafengehen im Aroma-Diffuser für etwa 30-60 Minuten vernebeln.
2. **Äußerlich:** 1-3 Tropfen verdünnt auf Schultern, Magen und Fußsohlen auftragen. 1-3 Tropfen unverdünnt auf ein Baumwolltuch tropfen und nahe dem Kopfkissen platzieren.
3. **Badesalz:** Vor dem Schlafengehen ein warmes Bad nehmen.

Die Gute-Nacht Massage-Mischungen:

Nach einem stressvollen Tag beruhigen sich Körper, Emotionen und der Verstand bei exquisiten Blumendüften.

Massage-Mischung zum Träumen

- 3 Tropfen **Neroli**
- 2 Tropfen **Geranie**
- 1 Tropfen **Rose**
- 1 EL Macadamianussöl

Massage-Mischung zur Entgiftung

Die folgende Ölmischung unterstützt den Körper bei seiner Entgiftungsarbeit. Einreiben und ruhen.

- 5 Tropfen **Grapefruit**
- 5 Tropfen **Ledum**
- 2 EL Kokosöl

Massage-Mischung zur Verdauung

Eine Bauchmassage nach einem opulenten Mahl ist nicht nur angenehm, sondern unterstützt den Verdauungsapparat und hilft beim Einschlafen.

- 3 Tropfen **Fenchel**
- 2 Tropfen **Patschuli**
- 1 Tropfen **Pfefferminze**
- 1 EL Massageöl

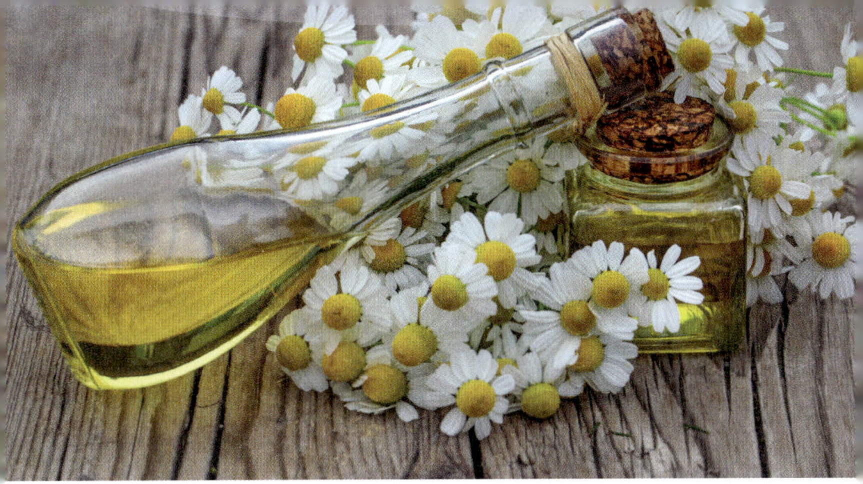

Massage-Mischung zur Unterstützung der Leber

Für einen Leberwickel hat sich
folgende Ölmischung bewährt:

- 2 Tropfen **Fenchel**
- 2 Tropfen **Rosmarin**
- 2 Tropfen **Kamille**
- 1 EL Massageöl

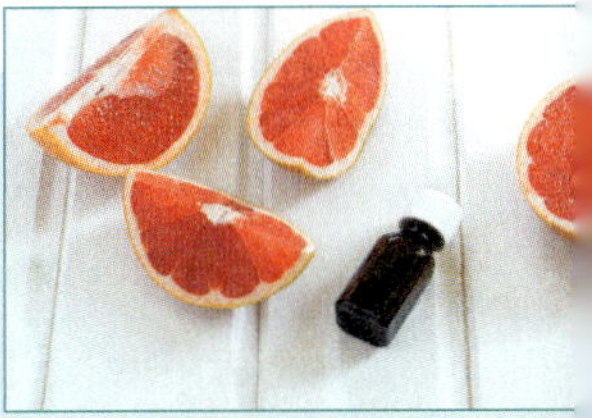

Das Entgiftungsbad mit Bittersalz

- 1-2 Tassen Bittersalz
- 10 Tropfen **Grapefruitöl** pro Tasse

Anleitung:

Das Grapefruitöl in das Bittersalz einrühren und kurz vor dem Badevergnügen dem Badewasser zusetzen, damit der Duft des Grapefruitöls nicht vorzeitig verdampft. Ein warmes Bad vor dem Schlafengehen unterstützt einen gesunden Schlaf, denn es beruhigt und senkt das Stresshormon Cortisol.

Das Entspannungsbad mit Olivenöl

Für eine weiche, geschmeidige und junge Haut nimm:

- Eine Verschlusskappe Olivenöl
- Ätherisches Öl zur Entspannung

Olivenöl regeneriert die Haut mit seinem reichhaltigen Vitamin E, Antioxidantien und pflegenden Substanzen.

Entspannende ätherische Öle sind u.a. Lavendel, Kamille oder Bergamotte.

Man geht wie beim Entgiftungsbad vor und lässt das Salz einfach weg. (Natürlich kann man das Ölbad auch mit Salz gleichzeitig als Entgiftungsbad verwenden.)

Das Dispersionsbad

In seinem Buch *Heilkunde der Ätherischen Öle* beschreibt Thomas von Rottenburg die vielen Vorzüge eines Dispersionsbads. Mittels eines Apparates wird feinst zerstäubtes Öl in das Badewasser gebracht, das eine tausendfache Oberflächenvergrößerung erfährt. Das Jungebad-Öl-Dispersionsgerät[59] kann man ganz einfach zu Hause nutzen.

Das abendliche Entspannungsritual

Aroma-Experte Helmuth Matzner empfiehlt ein morgendliches und besonders abendliches Ritual, um Körper und Geist zur Ruhe kommen zu lassen. Abends aufgetragen, bereitet diese Einreibung mit ätherischen Ölen ideal auf eine gute Nachtruhe vor.

1 Hormonfördernde Öle in die Armbeuge

Abends und morgens je drei Tropfen eines hormonunterstützenden Öls und/oder eines Gels aus der Yamswurzel in die Armbeugen reiben.

Salbei, Muskatellersalbei, Fenchel oder **Ylang Ylang**

2 Öle für das Herz: Süße Träume

Einen friedlichen und beruhigenden Duft auf die Herzgegend einreiben und dabei tief durchatmen.

Mandarine, Rosengeranie, Jasmin, Ylang Ylang

3 Öle für Magen und Sonnengeflecht

Oft sitzt der Alltagsstress noch in der Magengrube. Da helfen ätherische Öle, die das Loslassen unterstützen.

Ylang Ylang, Geranie, Rainfarn, Lavendel, Sandelholz

4 Myrrhe – die altbewährte Gesichtspflege

Myrrhe ist ein beliebtes Mittel zur Hautregeneration. Man gibt 5-10 Tropfen in die Gesichtscreme oder Körperpflegelotion und verwöhnt sich damit. Könige wurden einst mit **Weihrauch** und **Myrrhe** gesalbt. Jetzt kannst du den Schutz und die Kraft dieses Öls erleben!

5 Sandelholz öffnet das Dritte Auge

Das königliche Sandelholzöl hat ein zart süßliches und warmes Aroma, das zugleich erfrischt und entspannt. In der Hautpflege wird es aufgrund der feuchtigkeitsspendenden und nährenden Eigenschaften hoch geschätzt. Reibe einen Tropfen auf die Stirn, um die Melatonin-Ausschüttung zu unterstützen.

6 Zitronenöl auf die Fußsohlen

Sättige deine Fußsohlen mit ätherischen Ölen, denn 100 Billionen Zellen lechzen nach den lebensspendenden Elektronen, die ätherische Öle bieten. Ätherische Öle sind geniale Elektronenspender!

Gib 10 Tropfen **Zitronenöl** oder **Mandarine, Grapefruit** oder **Orange** auf die rechte und 10 Tropfen auf die linke Fußsohle und reibe Fußsohlen und Knöchel kräftig damit ein.

Das Unterbewusstsein programmieren: Der leichte Weg zum Einschlafen

Audioprogramm: „Schnelle Hilfe bei Schlafstörungen"

Wie wäre es mit einem wissenschaftlich fundierten Audioprogramm, das dich mühelos ein- und durchschlafen lässt? Zu schön, um wahr zu sein, denkst du? Probiere aus, was die Wissenschaft für eine bahnbrechende Erfindung hält: Das Audioprogramm *Schnelle Hilfe bei Schlafstörungen.*[60]

Lausche den Solfagio-Klängen

Lasse dich im Rhythmus dieser heilenden Frequenzen in den Schlaf tragen.[61]

Acht kleine Lebensregeln für den gesunden Schlaf

1. Bereite dich auf den Schlaf vor:

Die letzten zwei Stunden des Tages gehören dir. Die Arbeit ruht. Computer und Handy sind ausgeschaltet. Deine Gedanken fließen wie ein ruhiger Fluss von dir fort in das unendliche Meer der Ruhe und des Friedens. Du findest Stille in dir selbst. Meditiere.

2. Das Betthupferl:

Hungrig ins Bett zu gehen ist nicht lustig. Eigentlich solltest du etwa drei Stunden vor dem Schlafengehen nicht mehr essen. Musst du wirklich noch etwas essen, halte dich an diese Regel: 20% Protein, 80% Kohlenhydrate. Willst du hingegen auf deine schlanke Linie achten, ohne hungrig zu sein, lasse Ketone für dich arbeiten.[62] Von Alkohol vor dem Schlafengehen wird abgeraten, denn er stört das gesunde Schlafmuster.

3. Die ideale Raumtemperatur:

Nach einer heißen Dusche oder einem entspannenden Bad mit dem wärmenden **Ingwer-** oder **Nelkenöl** gehe in die Kühle deines Schlafzimmers. Die ideale Schlafzimmertemperatur ist zwischen 18 und 21 Grad C. Dieser Temperaturunterschied von heiß zu kühl hilft beim Einschlafen.

4. Zur Beruhigung:

Nimm einen Schluck warmen Tee zu dir, etwa Kamillen-, Lavendel- oder Baldriantee. Musst du nachts häufig auf die

Toilette gehen, nimm stattdessen ein paar Schlucke Salbeitee. Salbei wärmt die Blase und lässt dich länger durchschlafen. Salbeiöl auf den Unterbauch gerieben, hat dieselbe Wirkung.

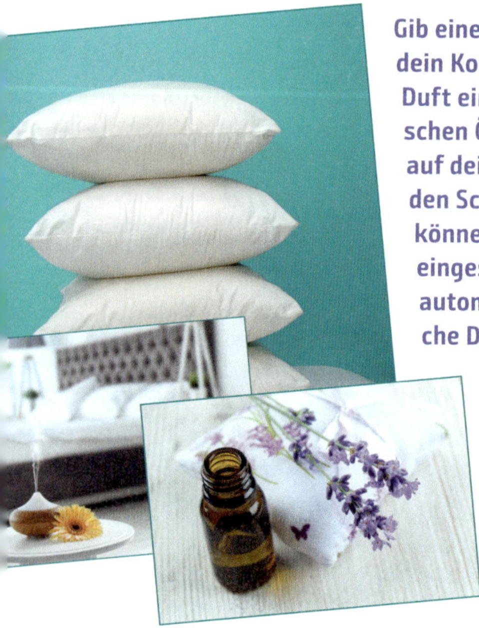

Gib einen Tropfen Lavendelöl auf dein Kopfkissen. Lasse dich mit dem Duft eines beruhigenden ätherischen Öls aus dem Aroma-Diffuser auf deinem Nachtkästchen in den Schlaf wiegen. Viele Diffuser können mittels einer Zeituhr so eingestellt werden, dass sie sich automatisch abschalten. Manche Diffuser haben beruhigende Naturklänge wie das Zwitschern von Vögeln oder Meeresrauschen. Klänge, die dich in den Schlaf singen.

5. Achte auf eine gesunde Schlafposition:

Um dem Schnarchen vorzubeugen, bevorzuge die bequeme Seitenlage mit einem kleinen Kissen als Stütze im Rücken und einem Polster zwischen den Knien. Die rechte Seitenlage entlastet das Herz.

6. Feng Shui im Schlafzimmer:

Du wirst dich wesentlich wohler fühlen, wenn du ein paar altbewährte Richtlinien beachtest: Schütze deinen Schlafplatz vor Strahlungen (inkl. Erdstrahlen). Verbanne Spiegel aus deinem Schlafzimmer. Stelle das Bett so auf, dass dein Kopf in eine deiner hilfreichen Himmelsrichtungen schaut. Das Schlafzimmer sollte dunkel sein, und Straßenbeleuchtungen mit dichten Vorhängen abgedunkelt werden. Zur Not verwende eine Schlafmaske und schalte Lärm mit Ohrstöpseln aus.

7. Träume sind hilfreiche Wegweiser:

Der Schlaf regeneriert nicht nur alle deine Körpersysteme. Er schenkt dir auch Träume, die dir helfen können, Alltagsprobleme zu lösen, sofern du auf deine Träume achtest. Hast du ein unlösbares Problem? Stelle beim Einschlafen eine Frage, und im Moment des Erwachens achte auf deine Gedanken und Bilder. Es könnte die Antwort zu genau deiner Frage sein. Lege am Vorabend Notizblock und Bleistift griffbereit auf den Nachttisch und notiere deine Impressionen sofort, damit du sie nicht vergisst.

8. Ätherische Öle verhelfen zu einem gesunden Schlaf:

Hormonunterstützende Öle wie **Muskatellersalbei** oder **Salbeiöl** rufen Phytohormone auf den Plan, die den Schlaf regulieren. Stress reduzierende ätherische Öle wie **Lavendel, Kamille** oder **Weihrauch** sorgen für Homöostase. **Myrrhe, Weihrauch** und **Sandelholz** heben mit ihrem lieblichen Duft den Geist in lichtere Höhen an.

Die Natur hütet das Geheimnis des Lebens

„Das Wunder der Heilung vollbringt immer die Natur und nicht der Arzt."
Paracelsus

Nutze die Werkzeuge der Natur, die dazu geschaffen sind, deine Körpersysteme zu regulieren und zu harmonisieren sowie dein Gemüt und die Gedanken in Einklang mit dem kosmischen Herzschlag zu bringen. Durch ewige Zeiten schwingt ein Ton durch alle Universen. Er ist das kostbarste Geschenk Gottes an die Seele. Aus dem goldenen Faden der Liebe gewoben, erinnert er daran, dass du mit all den Problemen niemals allein bist.[63]

Sind deine Gedanken in Aufruhr, dein Herz in Trauer oder dein Körper in Schmerz gefangen, ist ein gesunder Schlaf schwer möglich. Doch ätherische Öle tragen diese Schwingung der Liebe in jedem Tropfen und helfen dir, dein Schlafproblem zu meistern, wenn du es zulässt.

So lege ich dir die Geschenke der Natur mit ihren geheimnisvollen und **lebensspendenden ätherischen Ölen**, die eine liebende Macht in die Welt gelegt hat, um dich an dein Ziel zu geleiten, in deine Hände.

Entdecke und nutze diese Geschenke der Natur.
Mit Duftmedizin zu deinem Gesundheitsschlaf!

Deine Maria

Anhang

Richtlinien zur **sicheren** Anwendung ätherischer Öle

Ätherische Öle und die Haut

Bei der Verwendung ätherischer Öle sollte immer eine Flasche mit reinem Pflanzenöl griffbereit sein. Bei Hautirritationen können somit sofort die ätherischen Öle mit Pflanzenöl verdünnt und gemildert werden. Im Notfall verwendet man Speiseöl aus der Küche.

Es genügen 1-2 Tropfen eines ätherischen Öls für eine Anwendung. Je mehr es verdünnt wird, desto milder und für die empfindliche Haut verträglicher ist es. Man vermeidet das direkte Auftragen sogenannter „heißer" Öle wie Oregano, Zimt und Nelke auf die Haut oder verdünnt diese Öle besonders stark.

Richtlinien zur Verdünnung ätherischer Öle für Babys, Kinder und empfindliche Personen			
Milliliter		Esslöffel	
0,5%	3 Tropfen ÄÖ per 30 ml Pflanzenöl	0,5%	1 ½ Tropfen ÄÖ per EL Pflanzenöl
1%	6 Tropfen ÄÖ per 30 ml Pflanzenöl	1%	3 Tropfen ÄÖ per EL Pflanzenöl

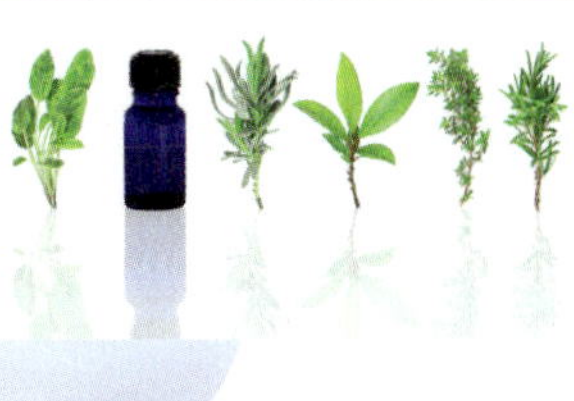

Wie bekommt man ½ Tropfen ätherisches Öl? Man steckt einen Zahnstocher in das Ölfläschchen und rührt ihn in das reine Pflanzenöl oder in Speisen ein.

Augen und Ohren schützen

Man vermeidet den Kontakt mit Augen oder empfindlichen Hautstellen. Wenn ein ätherisches Öl in die Augen gelangt, sollte es **nicht** mit Wasser, sondern mit reinem Pflanzenöl behandelt werden. Ätherische Öle werden **nicht** direkt in den Ohrkanal gegeben.

Auf Allergieanfälligkeit testen

Bei Neigung zu allergischen Reaktionen sollte man immer zuerst eine geringe Menge eines ätherischen Öls an der Innenseite des Unterarmes oder in der Armbeuge austesten, bevor die Öle auf andere Körperstellen großflächig aufgetragen werden.

Die sicherste Anwendung: Fußsohlen

Die Fußsohlen sind eine der sichersten und effektivsten Körperstellen, an denen Öle aufgetragen werden können. Wenn man nicht weiß, wo ein ätherisches Öl angewandt werden soll, dann bieten sich immer die Fußsohlen an. Das Öl, auf die Fußsohlen aufgetragen, geht direkt über die Blutbahn zu der Stelle im Körper, wo es gebraucht wird.

Direkte Sonnenbestrahlung und Zitrusöle

Zitrone, Bergamotte, Limette und andere Zitrusöle können eine Hautreaktion oder Pigmentierung hervorrufen, wenn die Haut nach dem Auftragen dieser ätherischen Öle dem Sonnenlicht oder UV-Bestrahlung ausgesetzt wird. Daher sollte man die Haut mindestens 24 Stunden lang nach dem Auftragen vor direkter Bestrahlung schützen. Um diese Öle dennoch zu nützen, könnte man sie auf die Fußsohlen auftragen, oder man verwendet das nicht photosensitive Orangenöl.

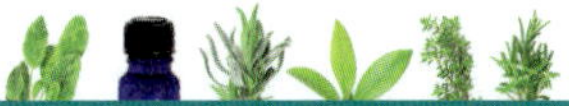

Photosensitive ätherische Öle:		
Angelika	Bergamotte	Bitterorange
Grapefruit	Limette	Zitrone
Petitgrain	Raute	Kümmel

Kinder und ätherische Öle

Man bewahrt ätherische Öle außerhalb der Reichweite von Kindern auf. Obwohl und weil Kinder ätherische Öle lieben, sollten wir bei der Anwendung besondere Aufmerksamkeit walten lassen. Für Kinder sollten ätherische Öle immer mit reinem Pflanzenöl stark verdünnt werden. Öle, die einen hohen Mentholgehalt aufweisen, wie etwa Pfefferminze, dürfen bei Kindern unter sieben Jahren nicht im Halsbereich angewendet werden, damit es nicht zu Atemnot kommt. Besonders milde Öle für Kinder sind Teebaum und Elemi. Mandarine ist ein Öl, das Kinder absolut lieben.

In der Schwangerschaft

Frauen, die ätherische Öle gerade erst kennenlernen, sollten während der Schwangerschaft keine Experimente mit ätherischen Öle machen. **Ätherische Öle wirken mitunter reinigend, eine Eigenschaft, die man sich während der Schwangerschaft nicht unbedingt wünscht.**

Außerdem besitzen sie eine hormonähnliche Wirkung, wie

unter anderem Muskatellersalbei, Salbei, Rainfarn, Wacholder und Fenchel. **In der Schwangerschaft sollte man prinzipiell immer vor der Anwendung ätherischer Öle mit dem behandelnden Arzt sprechen.**

Körperliche Beschwerden

Bei Krampfanfällen, Epilepsie und hohem Blutdruck sollte man vor der Anwendung ätherischer Öle immer mit dem behandelnden Arzt sprechen. **Ysop**, **Fenchel**, **Rainfarn** oder **Salbei** sollten **nicht** verwendet werden.

Ein Emulgator für ätherische Öle

Ätherische Öle sollten nicht unverdünnt direkt ins Badewasser gegeben, sondern immer vorher mit einem natürlichen Badegel, mit Salz, Honig oder Sahne zum Emulgieren vermischt und so verwendet werden. Dabei setzt man das ätherische Öl erst kurz vor dem Baden dem Badewasser zu, damit durch die Wärme das ätherische Öl seine volle Wirkung entfalten kann und nicht vorzeitig verdampft. Das Emulgieren ist deshalb notwendig, weil sich die ätherischen Öle mit Wasser nicht verbinden und deshalb an der Oberfläche schwimmen würden und Hautreizungen verursachen könnten.

Ätherische Öle und unsere Haustiere

Mensch, Tier und Pflanze sind „aus demselben Stoff" gemacht. Daher profitieren auch Haustiere von ätherischen Ölen. Weil Tiere einen viel ausgeprägteren Geruchssinn haben, müssen ätherische Öle je nach Größe des Tieres extrem stark verdünnt werden. Synthetisches Teebaumöl kann für Katzen tödlich sein. Daher achtet man unbedingt auf die Qualität der verwendeten Öle.

Aufbewahrung ätherischer Öle

Die Öle sollten immer fest verschlossen und lichtgeschützt in dunklen Glasfläschchen bei Zimmertemperatur aufbewahrt werden. So können ätherische Öle ihre Kraft über viele Jahre bewahren. Wurde ein Ölfläschchen einmal im heißen Auto vergessen, sollte es nicht geöffnet werden. Die kostbaren Lebensessenzen würden sich dadurch verflüchtigen. Man lässt es vor dem Öffnen auf Raumtemperatur abkühlen.

Während dampfdestillierte Öle nahezu unbegrenzt haltbar sind, haben Ölmischungen mit einem Pflanzenölanteil eine kürzere Lebensdauer, obwohl die ätherischen Öle die Lebensdauer des Pflanzenöls stark verlängern. Kalt-gepresste Zitrusöle sind nach dem Öffnen des Fläschchens etwa ein Jahr lang haltbar und werden dann ranzig.

Wichtig ist die Qualität ätherischer Öle

ACHTUNG: Es gibt viele ätherische Öle am Markt. Manche sind gesundheitsschädigend, weil sie mit synthetischen Zusätzen verfälscht oder gar zu 100% synthetisch hergestellt werden. Manche sind wohlmeinend destilliert, werden aber ohne den wissenschaftlichen Hintergrund und die notwendigen Analysen, die chemische Rückstände im fertigen Öl aufdecken würden, hergestellt. Daher sind diese ätherischen Öle für den bewussten Öle-Anwender wertlos. Suche nach ätherischen Ölen, die **nach therapeutischem Standard** hergestellt und die **„Natur pur“** sind! Im Zweifelsfall frage nach.

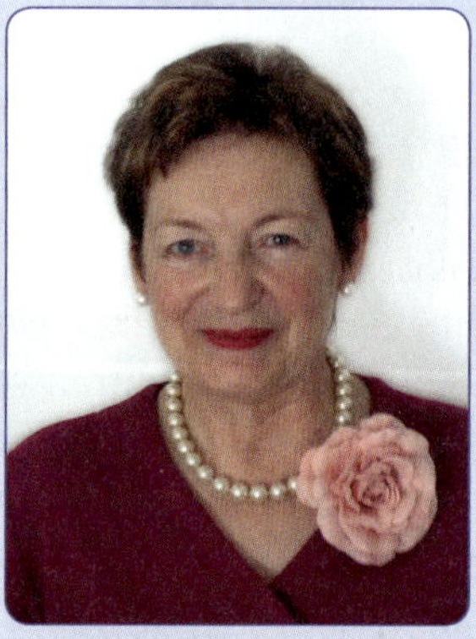

Die Autorin

Maria L. Schasteen ist ärztlich geprüfte Aromapraktikerin und schaut auf eine über fünfundzwanzigjährige Erfahrung mit ätherischen Ölen zurück. Sie ist Autorin zahlreicher Bücher und Publikationen und trainiert weltweit ein Team von Gleichgesinnten in der Anwendung hochwirksamer ätherischer Öle. Sie bringt auf ihrer Autorenseite und in den sozialen Medien regelmäßig inspirierende Artikel zum Thema *Aromatherapie*.

www.mariaschasteen.com

Anmerkungen

1 https://www.webmd.com/sleep-disorders/ss/slideshow-sleep-positions
2 *Power of Sleep for Survival (and beyond!)*, Kirk Parsley, MD, https://www.docparsley.com
3 Paul Twitchell, *Das ECK Vidya – Die uralte Wissenschaft der Prophezeiung.*
4 Paul Twitchell, *Die Flöte Gottes*
5 https://www.pubmed.gov
6 The Effect of Lavender Oil Application via Inhalation Pathway on Hemodialysis Patients' Anxiety Level and Sleep Quality. Şentürk A, et al. *Holist Nurs Pract.* 2018 Nov/Dec;32(6):324-335.
7 Aromatherapy: The Effect of Lavender on Anxiety and Sleep Quality in Patients Treated With Chemotherapy Ozkaraman A, et al. *Clin J Oncol Nurs.* 2018 Apr 1;22(2):203-210.
8 The Effect of Aromatherapy on Sleep Quality of Elderly People Residing in a Nursing Home. Faydalı S, et al. *Holist Nurs Pract.* 2018 Jan/Feb;32(1):8-16.
9 A systematic review of the effect of inhaled essential oils on sleep. Lillehei AS et al. *J Altern Complement Med.* (2014)
10 https://library.scconline.org/journal-of-cosmetic-science/
11 The effect of aromatherapy with lavender (Lavandula angustifolia) on serum melatonin levels. Velasco-Rodríguez R, et al. *Complement Ther Med.* 2019 Dec;47:102208.
12 Trial of Essential Oils to Improve Sleep for Patients in Cardiac Rehabilitation. McDonnell B et al. *J Altern Complement Med.* (2019)
13 Sedative and hypnotic effects of compound Anshen essential oil inhalation for insomnia. Zhong Y, et al. *BMC Complement Altern Med.* 2019 Nov 11;19(1):306.
14 3-Carene, a Phytoncide from Pine Tree Has a Sleep-enhancing Effect by Targeting the GABAA-benzodiazepine Receptors. Woo J, at al. *Exp Neurobiol.* 2019 Oct 31;28(5):593-601.
15 The Effects of Frankincense Essential Oil on Stress in Rats. Okano S, et al. *J Oleo Sci.* 2019;68(10):1003-1009.
16 Modification of sleep-waking and electroencephalogram induced by vetiver essential oil inhalation. Cheaha D, et al. *J Intercult Ethnopharmacol.* 2016 Feb 14;5(1):72-8.

17 Nurses experience of aromatherapy use with dementia patients experiencing disturbed sleep patterns. An action research project. Johannessen B. *Complement Ther Clin Pract*. 2013 Nov;19(4):209-13.

18 Effects of aroma massage on home blood pressure, ambulatory blood pressure, and sleep quality in middle-aged women with hypertension. Ju MS, et al. *Evid Based Complement Alternat Med.* 2013;2013:403251.

19 The effectiveness of valerian acupressure on the sleep of ICU patients: a randomized clinical trial. Chen JH et al. Int *J Nurs Stud.* 2012 Aug;49(8):913-20.

20 The GABAergic system contributes to the anxiolytic-like effect of essential oil from Cymbopogon citratus (lemongrass). Costa CA et al. *J Ethnopharmacol.* 2011 Sep 1;137(1):828-36.

21 http://www.pubmed.gov

22 Haze, et al., Effects of fragrance on sympathetic activity in normal adults, Jan *J Pharmakon* 2002 Nov,(903):247-53

23 *Sleep and Skin*, Michael Breus, PhD, https://thesleepdoctor.com

24 Shannon Hudson: *Sweet Sleep: Rise & Shine*

25 *Essential Oils Integrative Medical Guide*, Gary Young

26 DGSM: German Sleep Society

27 https://de.statista.com/themen/91/gesundheit/

28 Der Spiegel, 9/1992

29 Jess Armine, DC, https://www.methylationsupport.com

30 https://www.theoptimumhealthclinic.com

31 https://dm-harmonics.com

32 https://www.secretsofnature.org/binaurale-beats

33 https://www.secretsofnature.org/healing-frequency

34 https://youtu.be/C-tzPycyXao

35 *Essential Oils Integrative Medical Guide,* Gary Young

36 *Solving Adrenal Burnout,* Pam Killeen, https://www.pamkilleen.com

37 *Say Goodnight to Insomnia*, Christine Hansen, https://www.sleeplikeaboss.com

38 Nasel, et. al., Functional imaging of effects of fragrances on the human brain after prolonged inhalation, *Chem Senses*, 1995 Jun:20(3):349-50.

39 Aomori et al., 1995

40 Haze, et al., Effects of fragrance on sympathetic activity in normal adults, Jan *J Pharmakon* 2002 Nov,(903):247-53

41 Koo HN, et al., Inhibition of heat shock-induced apoptosis by peppermint oil in astrocytes, *J Mol Neurosci* 2001 Dec;17(3):391-6

42 Richard M. Restak, MD, *Older & Wiser*, Berkeley Books, 1999, pp. 172-173.
43 Dember, WN, et al., Olfactory Stimulation and Sustained Attention. *Compendium of Olfactory,* 1995, pp. 39-46
44 Rezepte aus dem Buch: *Essential Oils Integrative Medical Guide*, Gary Young
45 Ribeiro, C.U.D., 2015. Effects of oral vitamin C supplementation on anxiety in students: a double-blind, randomized, placebo-controlled trial. Pakistan *Journal of Biological Sciences*, 18(1), pp.11-18.
46 Linus Pauling Institute, https://lpi.oregonstate.edu
47 Mental Health Foundation, https://www.mentalhealth.org.uk
48 Pam Killeen, *Solving Adrenal Burnout*, https://www.pamkilleen.com
49 https://www.helmuthmatzner.com
50 Mehr Information: https://www.secretsofnature.org/nahrung/aminosaeuren
51 Mehr Information: https://go2.myaregolife.eu
52 https://www.lindseyelmore.com
53 Mehr Information: https://www.secretsofnature.org/strahlenschutz
54 *Duftmedizin und Traditionelles Feng Shui*, Maria Schasteen/Markus Idl, Amerang 2020
55 https:/www.drjockers.com
56 https://archive.shine.cn/feature/ideal/Wake-up-to-a-healthy-body-with-these-posture-tips/shdaily.shtml
57 Mehr Information: https://www.secretsofnature.org/nahrung/keto
58 Mehr Information: https://www.secretsofnature.org/serotonin-balancer
59 Mehr Information: https://www.secretsofnature.org/lifestyle/dispersionsbad
60 Mehr Information: https://www.secretsofnature.org/binaurale-beats
61 Mehr Information: https://www.secretsofnature.org/healing-frequency
62 Mehr Information: https://www.secretsofnature.org/nahrung/keto
63 https://youtu.be/C-tzPycyXao

Weitere Bücher von Maria L. Schasteen

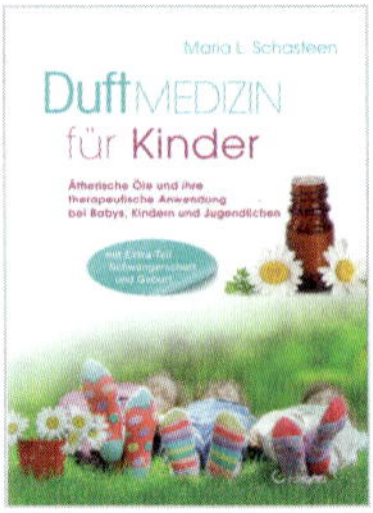

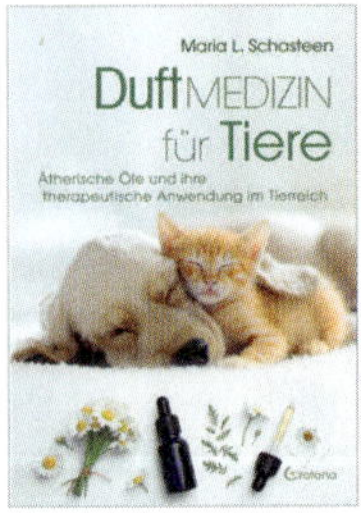

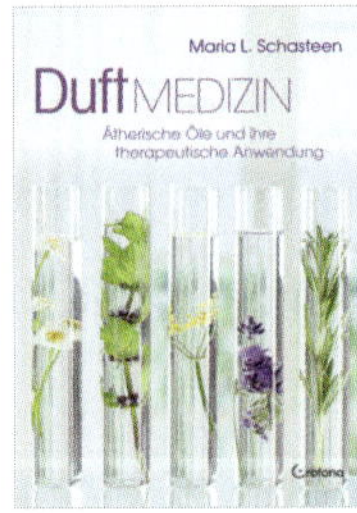

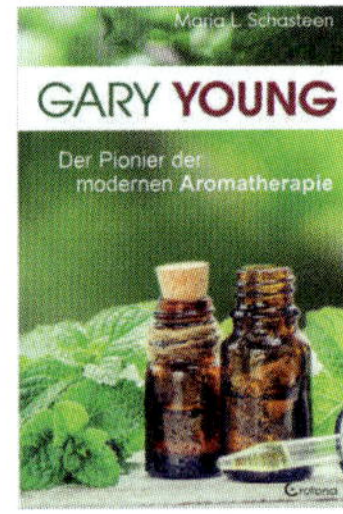

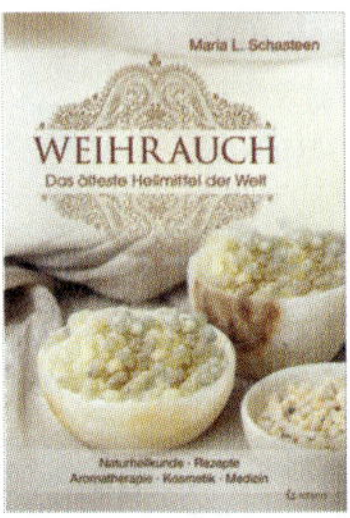

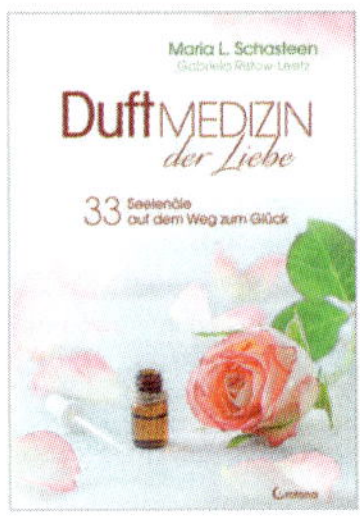

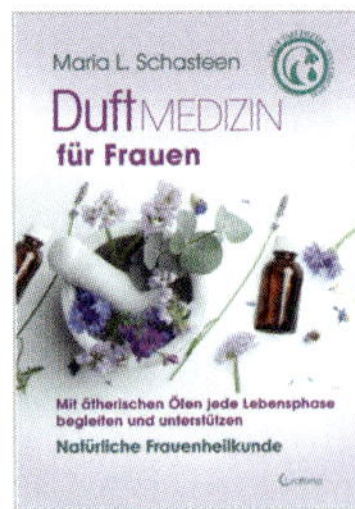

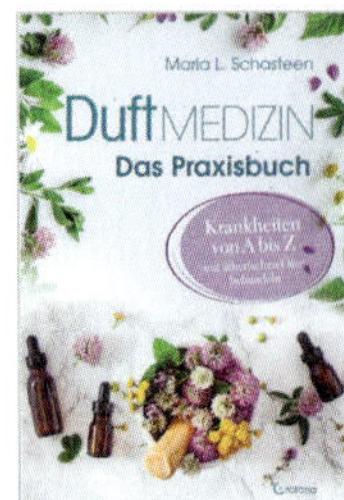

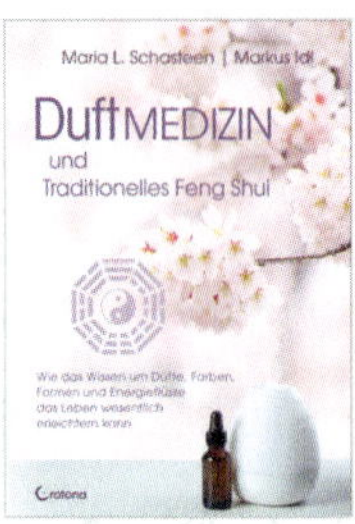

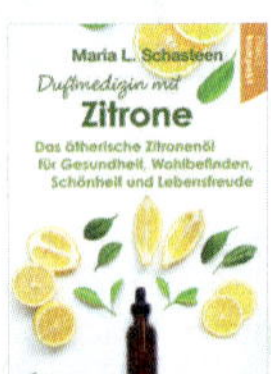

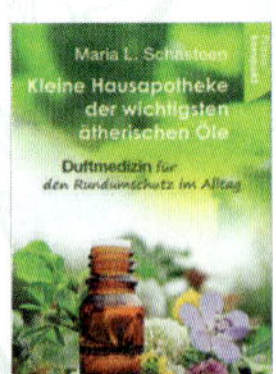

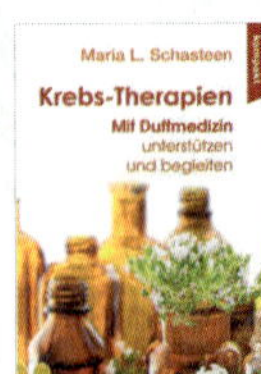

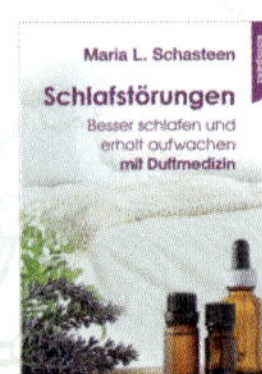

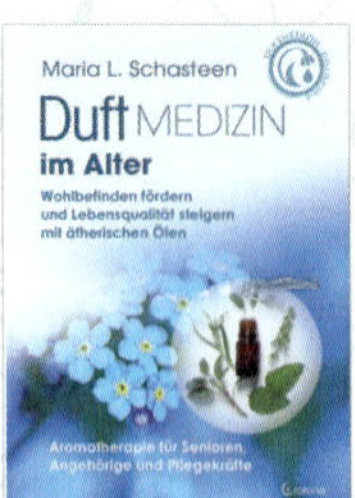

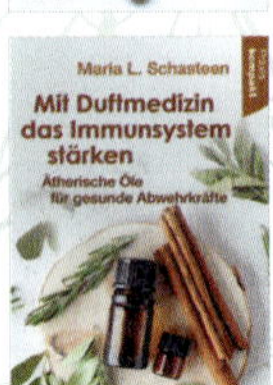

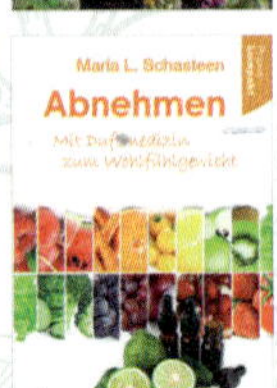

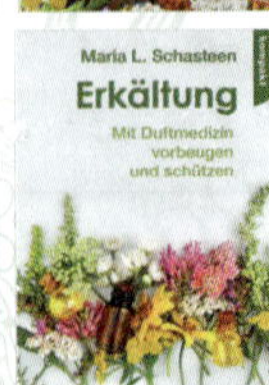

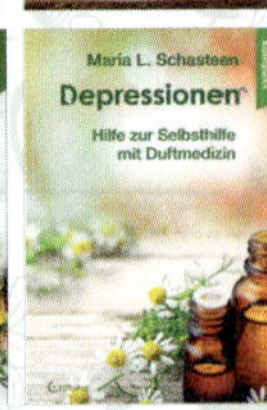